知南课堂医院信息化实用技术

路 健　金雪松　主编

U0340134

郑州大学出版社

·郑州·

图书在版编目（CIP）数据

知南课堂医院信息化实用技术/路健，金雪松主编.

郑州:郑州大学出版社,2024.9.--ISBN 978-7-5773-

0489-2

I.R197.324

中国国家版本馆CIP数据核字第20241N88C4号

知南课堂医院信息化实用技术

ZHINAN KETANG YIYUAN XINXIHUA SHIYONG JISHU

策划编辑	薛　晗		封面设计	苏永生
责任编辑	张　楠　杨　鹏		版式设计	王　微
责任校对	刘　莉		责任监制	李瑞卿

出版发行	郑州大学出版社	地　　址	郑州市大学路40号（450052）
出 版 人	卢纪富	网　　址	http://www.zzup.cn
经　　销	全国新华书店	发行电话	0371-66966070
印　　刷	郑州市今日文教印制有限公司		
开　　本	787 mm×1 092 mm　1 / 16		
印　　张	12.25	字　　数	239千字
版　　次	2024 年9月第1 版	印　　次	2025年1月第1次印刷

| 书　　号 | ISBN 978-7-5773-0489-2 | 定　　价 | 59.00元 |

作者名单

主　编 路　健　金雪松

副主编 丁　剑　杨海君

编　者（按姓氏笔画排序）

卫　荣　王忠民　王　奕　云利军　孔繁勇

史亚香　朱卫国　朱洪涛　朱　晨　全　宇

许玉玲　杨春武　杨莉芬　李德辉　吴庆斌

辛海燕　汪　鹏　宋连珺　陆慧菁　赵贵红

赵前前　赵　艳　候建红　徐向东　徐　新

高　峰　黄华菲　黄　虹　曹　磊　彭俊峰

蒋　昆　薛万国

前　言

公立医院作为健康中国建设的核心力量，对于保障人民群众的生命安全和身体健康发挥着举足轻重的作用。2021年，国务院办公厅发布了《国务院办公厅关于推动公立医院高质量发展的指导意见》（以下简称《意见》），为全国的公立医院提出了一个共同的挑战：如何持续推动并实现公立医院的高质量发展？

在提出这一挑战的同时，《意见》也指明了公立医院需要努力的方向：强化体系、技术、模式和管理创新，积极构建电子病历、智慧服务和智慧管理的三位一体智慧医院，推进医院信息标准化，大力发展远程医疗和互联网诊疗，优化服务流程，提升服务质量，让信息化成为公立医院高质量发展的有力支撑。面对这一挑战，我们作为医疗信息化工作者肩负着不可推卸的责任和使命。

在实施《意见》的数年中，公立医院在信息化方面的表现呈现出较大的差异，部分医院在面对挑战时显得迷茫，主要原因在于医疗信息的快速发展与医院信息科自身技术能力的不足之间的不匹配。

许多医疗信息工作者表示，医院内部对信息化的理解不足，医院信息化管理部门在评审、检查和项目答辩中往往处于配角地位，这既暴露了当前面临的问题，也反映了医疗信息工作者对深化学习、提升能力的强烈渴望。这也正是我创立"知南课堂"的初衷和动力，只有深入理解和掌握问题的本质，我们才能有效地解决问题。

针对公立医院信息化人才培养机制的不完善和系统化培训的不足，国内各类机构也开始重视医疗信息化人才的专业素质提升和学科建设，纷纷推出医疗信息化人才培养项目，这些努力都为医疗信息化人才培养和学科建设注入了新的活力。无论采取何种形式的探索，都对医疗信息化人才培养具有积极意义，都是医疗信息化人才培养道路上的重要里程碑。

本书汇集了知南课堂所有优秀讲师的实战经验和理论知识，希望能对读者在探索医疗信息化管理与应用方面有所启发，从而不断提升自己的专业素养，为公立医院改革与高质量发展贡献一点力量。

路健　知南课堂创始人

2024年5月6日

致 谢

在 2023 学年,知南课堂以其独特的魅力,成功吸引了来自我国 31 个省级区域的 1 679 名学员,其影响力更延伸至 733 家医疗机构。这不仅得益于知南讲师们在教学上的毫无保留与无私奉献,更源于广大知南学员对医疗信息工程专业知识与管理能力的迫切需求。

作为云南省计算机学会数字医疗专委会的秘书长,我谨代表知南课堂组委会向各位讲师及幕后工作人员表达崇高的敬意。正是你们的辛勤耕耘和无私分享,才构成了本书的核心内容,你们在面对挑战时所展现的勇气,对医疗信息工程事业的热情与执着,无疑为整个行业树立了典范,并为本书的出版注入了强大的生命力。

同时,我也要向云南省教育厅计算机视觉与智能控制技术工程研究中心、玉溪市精神健康专科测查重点实验室以及 HC3i 数字医疗网表示衷心的感谢;你们无私的支持与协助,为本书的出版提供了坚实的后盾,让广大医学人的梦想插上翅膀,翱翔于广阔的天地。

本书旨在向那些在医疗信息领域默默奉献、辛勤耕耘的个人与集体表达最诚挚的感激之情,正是你们持续不懈的追求与努力,才使得整个医学信息工程领域得以蓬勃发展。

金雪松

2024 年 5 月 10 日

目 录

第一章 医院信息业务管理

第一节 怎样做好医院信息规划

医院信息系统发展到今天,已经成为支撑医院运营的重要基础设施。一方面,随着应用和技术的发展,医院信息系统还在持续不断地向前发展,需要科学把握发展方向。另一方面,行业主管部门相关政策,如《三级医院评审标准(2020年版)》的信息管理部分,要求医院制订信息规划。所以,医院信息部门必须做好信息化的发展规划。

那么,医院该如何做好信息相关的规划呢? 接下来主要针对医院信息规划的相关因素、方式方法、过程以及规划的框架等进行概括性解释说明。

一、医院信息规划的作用和常见问题

医院信息化工作者在工作中既要埋头"拉车",又要"抬头看路"。在信息化建设的语境里,所谓"拉车"就是要逐项地推进信息化建设,把功夫用在推进工作上。所谓"抬头看路",就是要做好信息规划,看一看我们当前处在什么位置,要往哪个方向去,以及走哪条路。做好信息规划,有这么几件事要做。

首先,要弄清楚医院信息化的现状。现如今医院信息系统规模很大,涉及的方面很多,我们必须弄明白已经建立的信息化基础和存在的问题。

其次,基于现状我们要明确下一步发展的目标是什么,明确这一目标的完成度。

再次,我们要规划发展路线,也就是要从哪条路走、怎么走,明确主要的任务。

最后,在信息规划的过程中要取得领导、用户等方方面面的共识,集中力量朝着一个目标走,集中投入和开展建设。

对于医院来说,做信息规划势必需要投入大量精力。那么,医院不做规划行不行?

如图1-1所示,一个新路修建和既有老建筑冲突的例子。无论是归咎于建筑的问题还是问责于修路的问题,前期的规划肯定是没有做好。等到具体施工时,不是要拆楼就是要改路,造成了极大的资源浪费。同样的道理也适用于信息系统。在实际工作中,医院经常会出现一些局部系统独立建设、前期未考虑与整体系统的互联关系,而不得不推倒重建的情况,造成人力、物力的浪费。

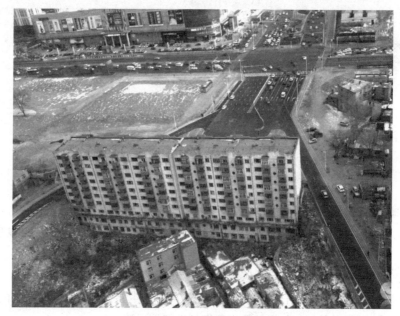

图1-1　新路修建

　　没有规划固然会影响发展效果，但是有规划也并不能解决所有的问题，而且落地实施后也不一定能达到规划的效果。规划成功与否主要还是要看我们的规划是否科学合理、是否具有前瞻性、是否考虑全面。

　　那么信息规划和城市规划相比（图1-2），难点又在哪里呢？

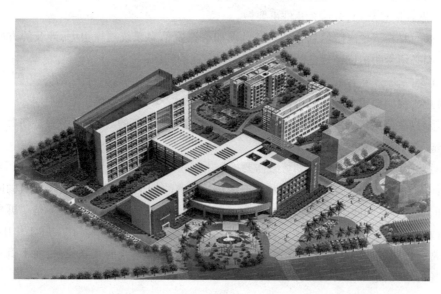

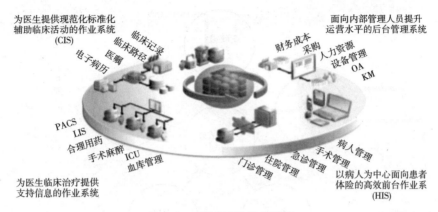

图 1-2　建筑规划和信息规划

以医院建筑规划为例,院区布局时需要考虑门诊楼、住院楼、医技楼的位置,它们之间的连接路径以及患者就诊时的路径规划,这通常通过设计图、听取各方意见就可以得到确认。但是对于信息化而言,信息系统的构成和相互之间的关系非常复杂,信息关联不像建筑一样可视化,是隐形的、抽象的过程,也不像建筑规划图那样方便大家沟通讨论。所以,我们常看到一些信息规划存在不少问题,以下是常见的问题。

(1)简单地把评级过级作为信息化目标。

(2)对现状缺乏分析,对问题缺乏评估。

(3)目标过于理想化。

(4)项目零碎分散,没有明晰的主线。

(5)没有结合医院实际。

(6)规划没有经过充分的征求意见和讨论。

(7)脱离实际,缺乏技术支撑。

二、医院信息规划的相关因素

信息化是支撑医院发展战略的手段,所以信息规划必须坚持医院战略引领、需求驱动的基本原则。制订医院信息规划需要从五个方面需求入手,包括政策环境、医院战略、用户需求、行业趋势和技术架构(图 1-3)。下面从信息规划要考虑的相关因素入手,解析制订信息规划的输入条件。

第一,政策环境是信息规划的驱动因素和关键影响因素。作为公立医院,外部宏观管理政策是推动医院转型发展的主要推动力,也是信息化发展的重要牵引。从医院等级评审的指标监测、公立医院绩效考核、医保支付制度改革(DRGs/DIP)到药品耗材零加成

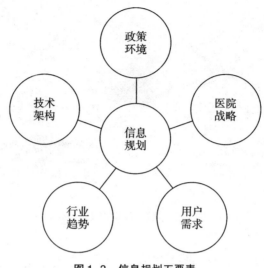

图1-3　信息规划五要素

等,这些政策对医院管理产生了深远影响。近年来国家对公立医院提出高质量发展要求,提出要实现"三个转变、三个提高",从根本上推动医院改变发展管理模式。而医院管理方式的改变势必对信息化提出新需求。比如,过去医院追求扩大规模、提高效率实现"多收快治",现在则要求医院按病种付费,就需要降低成本、规范医疗行为。这些要求的改变必然会影响信息化的建设,要求信息系统跟着做出相应改变。医院信息化政策更是刺激信息化发展的直接推动力,从智慧医院评级到《公立医院高质量发展促进行动》部署的八项重点任务中对信息化的要求,无不说明政策是信息化规划的第一要考虑的因素,国家政策对信息化建设起方向性引领作用。

第二,医院的战略是影响信息规划的又一重要因素。不同的医院发展战略对医院信息化有不同的要求。每所医院的战略定位不一样,其业务侧重也会有所不同。比如:研究型医院,除了开展业务信息化之外更多关注创新、研究,需要有大数据平台的支持;大型医院,因为患者人满为患,所以尤其关注提高效率、优化流程,追求精细化管理;集团医院,关注医院之间的统一运营、统一监管等问题;小型医院,则更多关注患者的健康管理,提高患者就医的黏性;民营医院,突出专科特性等。因此,医院的发展战略不一样,信息化建设的重点必然也不一样,这是合乎现实情况的。

第三,用户需求是决定医院信息规划能否落地的重要影响因素。信息系统建设的最终目的是给用户使用,一线用户对系统的需求或改进要求是最直接的发展动力。经过这些年发展,电子病历基本上已经普及,个性化的用户需求越来越多。一些科室会提出专科化的升级要求,一些用户会提出个性化的工作流程优化建议,一些用户会提出智能化的要求,还有很多细微的优化建议,比如某个环节操作不方便、需要减少一点输入工作量等等。用户需求来自用户的体验,是与时俱进的,绝非一成不变。随着信息体系日益庞大、系统纷繁复杂,用户在增加,需求也越来越多。因此,每一个阶段的信息规划必须结合用户需求,重视信息系统的持续改进,要让用户满意。如果系统做得不错但是操作不够方便,或者是系统响应滞后、流程没有优化,就会让用户产生不好的体验甚至拒绝使用。

第四,关注行业的发展趋势。在关注自己医院发展的同时,也要看到行业整体在往哪个方向走,要紧紧跟随。比如,国内外在医疗方面追求闭环管理、智能化、专科化,管理方面追求的是质量监管、绩效考核,服务方面在强调互联网服务,还有数据利用、大数据平台建设等等。医院信息化整体的发展方向要符合国内外的发展趋势,特别是与国家提出的智慧医院建设要求相吻合。

第五,关注技术因素尤其是技术架构层面的影响。医院的信息系统越来越复杂,这庞大的系统怎么合理划分、怎么整合,数据中心怎么构建等,是要慎重考虑的基础性问题。随着信息系统的发展,一些系统特别是早期建立的系统需要完善和重构,老系统需要解决系统补丁和碎片化的问题。因此,制定信息规划时要充分考虑既有系统不是简单的修修补补,而是要不断地重构。IT技术发展带来基础设施的升级,机房设施突出绿色、集约、易管理要求,引入了虚拟化、云计算、超融合技术。软件架构则逐步互联网化,像微服务、云原生以及其他分布式技术。还有一些新技术,如集成平台、大数据、人工智能、物联网等应用,在规划中都需要统筹考虑,才能让医院的信息系统历久弥新,不至于在技术的革新中落伍。

只有把这上述五个方面的因素都考虑进来,规划才会比较完整。

三、医院信息规划的方法和过程

所谓信息规划是指,在企业战略发展目标的指导下,在理解企业发展战略目标与业务规划的基础上,诊断、分析、评估企业管理和IT现状,优化企业业务流程,结合所属行业信息化实践经验和对最新技术发展趋势的掌握,提出企业信息化的远景、目标和战略。这一定义既包括了信息规划做什么,也包括了规划的过程。

医院信息规划通常有五个关键步骤,包括现状调研分析、规划拟制、征求意见、修改完善、审议通过。其中,规划拟制又可进一步分解为设定目标、明确任务、制订计划、投入测算四个环节,如图1-4。

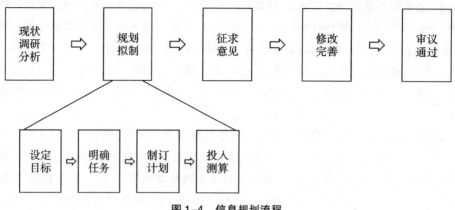

图1-4 信息规划流程

(一)现状调研分析

现状调研包括信息系统现状及问题调研、相关政策研究、发展趋势分析等方面。

1.用户调研。用户调研的对象包括一线医疗与服务岗位用户和保障管理(包括医院各级领导岗位)用户。用户调查的方式可以采用调查问卷结合重点用户访谈的形式。其中:调查问卷属于普查式方法,征求大家对现行系统有什么问题,对未来发展有什么需求;重点用户访谈是对于代表性用户以及领导等信息化重要角色进行访谈并听取意见。完成调研后,把问题进行归纳和梳理形成调查报告。

2.战略规划。信息化规划是医院战略规划的支撑,因此,信息规划必须向医院战略、发展规划看齐。在调研阶段要研究熟悉医院本身的发展规划,然后提炼出信息化支撑要求。

3.外部政策研究。与医院管理相关的外部政策影响着医院以及信息化的发展走向,要对这些政策进行研究,对信息化要求进行前瞻性展望。

4.国内外发展趋势的研究。医院信息化有着自身的发展规律和发展方向,医院应该对照国内外医院信息化发展水平和趋势,找准自身定位与差距,把握未来的发展重点。

5.规划中的综合与统筹。所谓综合,即用户提了很多需求,涉及各方因素,怎样在繁杂的需求和多元化因素中凝练形成一个阶段性的目标?先把阶段性目标明确出来,然后把建设计划的各个主题和主线逐步明确下来。这需要我们在摸清现状的基础上把需求综合在一起,形成一个清晰的轮廓。所谓统筹,即在信息化过程中我们面临着众多需求,而资源、投入、时间和技术都是有限的。我们需要在有限的条件下进行选择和取舍,形成一套统筹方案。这个方案需要考虑眼前和长远、局部和全局、创新和稳定、历史和发展等相关因素,以达到一个合理的平衡。在制定方案时,我们需要依据一定的策略进行选择,以确保最终的方案能够最大限度地满足各方面的需求。

上述几方面的调研,一定要做全、做深、做透,把方方面面的需求梳理出来。拟制信息规划的过程要对各类需求进行综合分析和统筹安排,把各种关系平衡好,在有限的时间、有限的资金范围内选出一个较优的发展路径。

(二)把握规划的总体原则

医院信息规划做得好不好往往取决于两个方面:一方面是需求摸得是否清楚;另一方面是平衡做得好不好。把握下列原则,可以帮助我们更好地把控信息规划的质量。

第一,需求驱动。所有信息化建设都是从需求出发的,技术是需求的支撑,这是首要原则。

第二,信息化建设是医院发展战略的支撑。信息规划必须服务于医院战略,体现医院个性,体现对于医院发展战略的支撑作用。

第三,信息规划的目标应该清晰且明确。因为信息规划支撑未来三年或者五年的发展,规划的具体事宜一定是可实现、能度量的,目标要非常明确。

第四,突出持续改进。不怕现在没做好,只要能持续改进,我们在未来一定能做好。所以,持续改进是医院信息化发展的必然要求,也是信息化规划非常重要的原则。

第五,取得共识。这一点非常重要。为什么有些规划最后变成了两张皮?就是因为在规划的过程中没有取得领导、用户、技术人员的共识,所以制定规划的过程实际上也是取得共识的过程。要调研、征求意见、反复沟通,最后要经过大家的评审通过,这样才能够体现大家的一致意愿。

(三)两种规划类型

1. 新建院区的信息规划。新建院区犹如一张空白之纸,毫无信息化现状分析或遗留问题,从头开始建设。因此,新院区的信息化规划通常以最新的发展水平为参考,规划建设期一般不超过 2 年。这种类型的规划主要以理想架构为蓝本,更像是一个医院信息化的顶层设计。

2. 阶段性信息规划。在既往信息化发展的基础上规划未来发展,需要从现状分析切入,以问题和需求为导向开展信息规划。通常这类规划的建设周期是 3~5 年,而且跟新建院区投入规模不同,一般情况下投入更有限。所以要在新的需求之间进行权衡,既要考虑未来的,也要考虑现行系统前后的衔接。

四、医院信息规划的文本构成

信息规划的拟制最终要表达为文本,恰当的结构、清晰的阐述是高质量规划的必备特征。怎样撰写高质量的规划文本,下面是可以参考遵循的医院信息化规划结构构成。

(一)规划背景

介绍制订信息规划的背景时机。医院开启信息规划的背景主要有三种情况:第一,信息化发展到了新的阶段,系统需要大规模升级扩展;第二,医院制定了新的发展规划,需要相应的信息化规划,如配合医院发展"十四五"规划去完成信息化规划;第三,某个新事件触发了信息规划,如建设新院区、新大楼。

(二)发展趋势分析

对当前医院信息化的外部发展形势进行全面分析。影响医院信息化发展的外部因素主要有两类:一类是政策要求,从医疗改革政策、医院管理改革要求到信息化政策要求,这是医院信息化发展的风向标,为医院信息化中长期发展指引方向,全面规范和引导医院信息化发展;另一类是国内外实践经验和发展趋势,包括发展方向、当前热点、典型成功案例等,为医院信息化建设提供广泛借鉴。

(三)现状与问题分析

对前述医院现状调研分析的结果进行描述。具体做法是:从医疗、服务、管理、保障等方面入手,对当前信息化的应用范围、集成程度以及基础设施等方面进行全面分析,对标行业领先水平进行逐一诊断和综合判定,明确自我定位,认真梳理问题并进行归纳总结。这里所列举的问题,比如应用程序不够全面、系统集成度不够高,或者智能化程度不足等,为后面的规划建设任务做铺垫。

(四)新形势下的需求分析

这部分内容主要从发展的眼光,梳理医院未来发展对信息化的新需求,如深化医改对信息化的新要求、多院区发展的新要求、改善服务的新要求等。如果说前文中问题分析是为了解决医院信息化当下存在的问题,这部分内容就是推动信息化的新发展。

(五)发展目标和愿景

概括在规划周期内信息化建设要达到的总体目标。信息化发展目标的描述可按总分结构展开,包括:一个总体目标,用一段话把当前规划的目标定性地概括下来;一系列的具体目标,从各个维度对目标进一步分解和明确,让总体目标落实到各个具体的维度上,让目标更具体。

信息化的目标或许不能直观地展示给医院带来的具体成效,为了让医院的各级领导对信息规划有一个可视感觉,通常还会有一个愿景的描述。比如:阶段目标实现以后要达成的医疗、管理和服务愿景是什么,可以用文字更清晰地去表述。

(六)规划方案

确定信息系统 3~5 年的整体设计,用以实现医院信息化规划的目标。规划方案中包括现有系统和未来系统的设计方案,建议使用图表来描述新老系统的衔接。具体方案描述可以从业务架构、应用架构、数据架构和技术架构四个维度展开。

（七）主要任务

列举规划周期内的主要建设任务，使得规划方案更具可操作性。这里要逐项描述拟完成的主要任务（建设项目），包括项目名称、工作内容，如新建×××系统、升级完善×××系统等。

（八）实施计划

这是规划任务的实施时间表。将主要任务按年度拆分，列出具体的工作计划，以此保障规划能够按照计划有序落地实施。

（九）保障措施

提出完成规划的目标任务所需的保障条件和管理措施。这里既包括人、财、物等基础资源条件，也包括所需的组织机制、对外合作方式等管理措施。

（十）经费估算

按建设项目给出经费估算、规划总投入和年度投入估算。这部分的目的在于让各级领导对于经费需求心中有数，以便为整个规划落地提供资金保障。

基于上述十个方面的描述，一份完整清晰的医院信息规划即可呈现在阅读者面前（表1-1）。

表1-1 医院信息规划表

现状调研	基础情况调研	政府调研	市民调研	企业调研	政府领导调研	国家政策调研
				现状及需求		政策指引
	差距分析			发现问题		建设目标
	插曲对比，需求分析，确定重点领域建设任务					
	优化完善，完成方案			顶层设计总体框架		
	管理与服务			建设与宜居		产业与经济
	形成智慧城市建设内容					

（薛万国 中国人民解放军总医院）

第二节 县级医院信息化业务规划和管理

一、县域医共体信息化发展规划

目前国家卫生健康委员会(简称卫健委)正在推进以县级医院为龙头建立医共体。实际在做县医院信息化建设规划的时候,从规划 HIS、电子病历到检验信息系统(LIS)、影像信息系统(PACS),都要考虑医共体的整体互联互通。

2021 年 6 月发布的《国务院办公厅关于推动公立医院高质量发展的意见》明确提出:要发挥县级医院在县域医共体中的龙头作用。按照县乡一体化、乡村一体化原则,积极发展以县级医院为龙头的紧密型县域医共体。

国家卫健委统计信息中心发布关于征求《紧密型县域医共体信息化建设指南及评价标准》意见的函,给出了《紧密型县域医共体信息化建设指南及评价标准》,对县域医共体的信息化进行统筹规划,具体包括以下几点。

(1)行政主管部门需要优化区域医疗资源配置,推动分级诊疗。

(2)县医院作为医共体牵头医院,主要是提升区域医疗能力,侧重"医"。

(3)基层机构作为成员单位,主要承担健康管理的职责,侧重"防"。

(4)居民需要连续的医疗服务和健康管理。

(5)卫生健康服务厂商提供丰富多样的医共体应用。

只有统筹考虑各方的信息化建设需求,结合自身的实际情况进行业务设计和总体规划,充分融合现有系统的业务功能和数据,以信息化支撑标准统一、服务规范的医疗共同体和健康共同体体系建设,最终达到预防为主、医防结合、以健康为中心的业务目标。医共体信息化建设原则如下。

(一)标准统一,资源共享

1. 通过统一数据标准、通信标准和服务标准,形成标准统一的业务集成和数据交换体系,实现医共体之间各类应用的互联互通、即插即用,避免形成信息孤岛。

2. 通过建设一个统一、互通、共享、协作的医共体信息平台,实现总医院、乡镇卫生院、村卫生室与平台对接联通,建设健康医疗数据统一汇聚的资源中心,实现县域医共体内各医疗卫生机构的信息互联互通。

3. 县级医院在自身原有的基础上把所产生的医疗数据按照平台统一要求上传到县域医共体大数据平台内,平台通过信息采集、信息过滤、信息清洗、数据入库、更新、输出等功能,设计完整的业务流程,充分安排好各环节的衔接,保持数据流与业务流的一致。

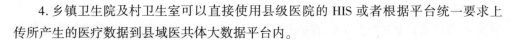

4.乡镇卫生院及村卫生室可以直接使用县级医院的 HIS 或者根据平台统一要求上传所产生的医疗数据到县域医共体大数据平台内。

(二)业务驱动,深化应用

医共体既要满足医疗卫生服务现状,又要支撑未来的区域卫生信息化发展,因此总体构架需要遵循国家卫生顶层设计的 46 312 框架,按照夯实基础、整合资源、建立机制、上下联动的原则,采用一个平台+六大应用中心建设的模式,搭建医共体信息平台。并基于医共体信息平台构建整个信息共享中心、业务协同中心、业务管理中心、资源控制中心、医共体监管中心、互联网服务中心六大医共体应用中心,实现统一的服务资源管理、统一的服务资源调度、统一的业务发展、统一的监管考核,促进医疗资源协同服务、信息共享服务、家庭医生签约服务、便民惠民服务等优质医疗卫生业务应用的有效落地。

坚持以人为本,以需求为导向,以业务协同为出发点,实现医共体内的医疗资源共享和业务系统数据实时交互,通过业务驱动医疗资源的有效利用,体现以用促建的原则,各类应用服务在医共体的运行中不断完善,促进各信息化厂商在细分业务领域提供多样化、个性化的医共体应用,增强公益性信息服务能力,提升百姓的服务获得感。

(三)数据整合,开放兴业

1.数据架构。医共体信息平台要满足各类应用及服务需求,因此要对数据资源进行逻辑结构设计,主要包含共享交换库、核心数据库、基础资源库、业务主题库、业务应用库五部分,支持数据优化存储、应用服务、数据分析等。共享库连接所有不同的系统,然后导入数据,最后把整个数据呈现到患者端。让患者拿自己的身份证或者居民健康卡就可以看到自己所有就诊记录。

2.提升平台运行效率、减少系统资源消耗、支撑清晰合理的运维等的问题。因此,我们在数据模型设计中,除考虑技术层面的处理、部署和性能需求外,更充分地考虑了业务不同层面的应用需求,基于科学的模型设计管理方法论,以及制定的数据元标准、分类编码标准、指标标准、数据集标准等进行统一设计。

3.数据整合。新建立的平台必须根据国家下发的数据标准来进行规范。县级医疗数据的整合需要打通县级医院、基层医疗机构、健康管理机构的数据通路,以促进机构之间的医疗资源共享和业务协同。以应用为入口实现数据的标准化采集,整合医共体内的关键数据资源,通过高度结构化数据资源,促进新的应用形态,实现业务和数据的双轮驱动,促进县乡村一体大健康产业发展。

(四)强化安全,有序发展

应用和数据充分规范以后,安全方面也需要注重。县级医院信息科相关的人员有一定的安全意识,但是其他的医生和相关的工作人员对于数据安全和网络安全的意识往往是不够的。

县级医共体信息化建设要不断强化信息安全意识,保证数据的可靠性、安全性和完整性,加强网络安全和数据安全,保护公民隐私,促进信息化有序发展。居民健康相关信息属于个人隐私,健康档案浏览器需要通过安全、保密、访问控制等手段,提供健康信息的隐私保护和数据安全保护。在本地双活、远程容灾方案基础上,基于存储数据保护能力构建数据保护解决方案,满足双活存储均遭损坏场景、勒索等病毒场景、人工误删场景、常规灾备演练、开发测试等场景数据保护要求。建议针对HIS/EMR/LIS/RIS/手术麻醉信息系统等核心业务系统数据库、关键业务虚拟机、关键应用数据部署数据保护。容灾解决方案基于各类复制技术,涉及多种业务应用、软件平台和硬件产品,传统手工的保护与恢复步骤操作复杂、恢复时间长,无法直观获取容灾方案全局拓扑和网元部件实时状态。为了解决传统灾备管理难题,建议在容灾数据中心部署可视化、流程化、简单快捷的操作灾备管理软件。高可靠、高可用是新一代医共体数据中心网络的核心技术要求。从保证业务连续性的需求考虑,除了实现单个数据中心内的网络设备和网络架构冗余,还需要考虑建设双活数据中心,抵抗由数据中心或大规模片区网络故障造成的不可用场景。

二、县级医院信息化管理模式

(一)县级医院普遍存在的信息化问题

1.缺少医院信息化建设统一标准体系,阻碍信息资源共享,在没有顶层设计规划、标准不统一的情况下,横向的医疗机构之间、纵向的业务系统之间不能打通。

2.未明确推进信息化建设目标责任及资金来源,缺少全过程监督制约。各医院局限于满足日常业务工作需求,不愿主动投入资金新建或升级改造自身的信息系统。

3.多数试点改革医院的信息化水平较低。县级公立医院开展远程诊疗形式单一、远程医疗使用率低,年利用次数几乎都在个位数。

4.县级公立医院在机房面积、服务器数量、管理数据等方面差异较大,有的存在系统维护人员与系统管理人员职责交叉现象,无法有效保障运行安全和患者数据安全。

5.县级公立医院信息化人才流失问题严重,县域复合型人才罕见,医院往往既招不来也留不住信息化人才,编制不足、薪酬有限、平台不高、上升空间有限,因此人才流失严重。

(二)县级医院信息化管理模式思考

医院信息化是"一把手"工程。医院信息化建设是一项系统工程,成败的关键在于医院领导的认识和重视程度,因此信息化建设必须争取到院领导的支持。集中力量做好核心建设,以"电子病历"为核心,深化智慧医疗应用。县域医院信息化建设资源有限,要扎实推进关键项目建设,切忌贪多贪大。在建设过程中要符合国家的标准,电子病历要安全,避免建设的过程中出现信息不通及安全隐患。信息化建设不仅影响医院的发展,还影响居民健康的服务,所以说要做好整体的规划。

(三)号召全院科学运用关键医院信息系统

以电子病历系统为例,电子病历系统的应用,能够对患者整个医疗过程涉及的相关信息进行全面的记录和反映,并且对个人医疗信息实施综合化处理。

1. 提高对电子病历建设工作重要性的认识。习近平总书记在党的十九大报告中强调,实施健康中国战略,全面建立优质高效的医疗卫生服务体系,健全现代医院管理制度。运用"互联网+"促进重点民生领域改善潜力巨大,要注重运用互联网、大数据等提升监管效能。推进电子病历建设,建立健全现代医院管理制度,保障医疗质量和安全,提高医疗服务效率,改善群众就医体验,加强医疗服务监管,促进"智慧医院"发展等,具有重要意义。地方各级卫生健康行政部门和各级各类医疗机构要进一步提高认识,大力推进电子病历建设,努力为人民群众提供全方位、全周期的健康服务。

2. 建立健全电子病历建设工作机制。地方各级卫生健康行政部门和各级各类医疗机构要将电子病历建设列为重点工作任务,将其作为推进现代医院管理制度建设的重要抓手,强化电子病历在医疗机构信息化建设过程中的核心地位,建立健全长效工作机制,持续深入推进有关工作。医疗机构主要负责同志是电子病历建设的第一责任人;医务部门作为牵头部门,统筹负责电子病历建设,协调信息技术部门、临床科室、药学部门、医技科室以及有关职能部门等其他部门,加强管理与质量控制,确保电子病历建设服务临床工作,保障医疗质量和医疗安全;临床科室、药学部门、医技科室以及有关职能部门等其他部门要以服务临床为导向,以患者为中心,结合工作实际,提出电子病历建设需求,并在应用信息系统过程中不断改进和完善需求;信息技术部门要建立与各相关部门的沟通协调机制,根据需求加强系统开发、维护、运行和技术支持。

(四)持续推进医院信息化重点应用落地

1. 影像信息系统。影像信息系统(PACS),即通过对医院内部所有影像科室设备的联结,实现在全院范围内影像检查工作的系统管理。

2. 检验信息系统。检验信息系统(LIS),即以促进医院检验科数字化和信息化建设为基本目标,借助检验仪器、数据搜集、检验报告自动化生成等技术实现医院检验工作的数字化发展。

3. 监护信息系统。监护信息系统,即结合医院工作实际情况构建重症监护信息系统、急救监护信息系统、手术监护信息系统和普通监护信息系统等,对所有监护信息进行录入和存储。

4. 生理信息系统。生理信息系统,对心电、呼吸机、脑电等生理信息监察数据进行搜集、录入和存储,现阶段我国各地区医院中对大规模生理信息系统的应用相对较少。

5. 病理信息系统。病理信息系统,即对医院中病理相关图像进行统计和分析,完成数据归档、传输和生成报告的工作,能够为医院医疗卫生工作的开展提供相应的辅助。

(五)不断提升医院网络安全发展空间

由于县医院信息科人手紧缺,工作人员往往不能坚持每天定点巡查。院内除了系统服务器、核心交换机、主要业务路由器有 UPS 电源保护,其余楼道弱电间均无 UPS 电源保护。

县级大多数医院仅采用防火墙保障网络安全,重硬件轻软件、重产品轻服务、重合规轻运维的现象比较普遍。一旦县级医院的数据库出现问题或者发生一系列故障时,县医院的信息人员找不到"外援",常常因为无法获得技术支持,导致数据库信息数据丢失,见图 1-5。

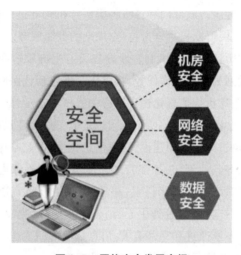

图 1-5 网络安全发展空间

(六)破解县域医院信息人才问题

无论如何一个医院至少要具有保证系统正常运行的全职信息人员。从工作内容看,医院应具有数据库维护人员、信息安全管理人员、网络管理人员、机房设备管理人员、软件维护人员、系统开发人员以及系统分析员。但是这些在县级医院中无法实现。县级医院组建信息化队伍非常有必要,医院切忌过度依赖外包。

(七)综合提升人才能力

县级医院信息人才能力包括管理能力、学习能力、创新能力、实干能力、沟通能力五个方面。

1. 实干能力。实干能力是基础也是保障,只有通过实干才能真正了解需求,熟悉和掌握相关技能,才能加深对业务流程的理解和认识。

2.沟通能力。沟通能力是指与他人有效地进行信息交流的能力,包括表达能力和理解能力,这个沟通包括科室之间,上下级之间的沟通,也是信息系统能够真正体现用户需求的重要保障。

3.管理能力。管理能力就是提高组织效率的能力,对个人来说就是提高自己安排事情、管理日常工作的能力,对于组织来说就是领导并管理团队的能力,进而让团队整体实力得以提升。

4.学习能力。学习能力是应对信息时代高速发展、信息技术快速迭代的必备能力,是指对相关业务知识的接受、掌握和应用能力。

5.创新能力。创新能力是前四种能力的综合表现,也是运用数据进行思维分析的能力,是实现数据驱动、信息引领医院发展的能力。

以上五种能力在不同岗位以及同一岗位的不同阶段对员工要求的标准和内容应该有所不同:初级员工应注重实干能力培养,中级员工应注重管理能力和实干能力的培养,高级员工专家型人才应注重创新能力和管理能力的培养。而学习能力和沟通能力则应贯穿于人员培养的始终,只是培养内容随级别和岗位而不同。

【应用实践分享】

华宁县人民医院始建于1951年,现在已经成为一所集医疗、科研、教学、预防保健于一体的二级甲等综合性医院。近年来,医院响应国家医改政策要求,积极开展新院区信息化建设,共投资近1.8亿元,将院内门诊楼、医技楼、住院楼、120急救站、传染科、中心消毒供应室、后勤综合楼、污水处理工程、全院监视系统等区域信息化,结合二级甲等医院评审标准,通过先进的信息化系统规划新院区,完成了医院的布局合理、功能齐全、设施完善、环境优美的目标。根据信息化管理总结经验如下。

1.发挥信息优势,方便县域群众。为了方便广大群众,华宁县人民医院从2021年12月底正式启动了"一站式"新型冠状病毒核酸检测,通过手机就可以缴费和预约检测时间,大大提高了工作效率。从2020年底核酸实验室投入使用到2022年4月,该院已完成109 000份标本检测任务。

2.引入优质资源,提升基础服务能力。6月以来,三个医疗专家科研工作站(昆明医科大学第一附属医院消化内科"南琼专家工作站"、云南大学附属医院呼吸与危重症医学科"邢西迁专家团队工作站"、昆明医科大学第二附属医院皮肤科"李晓岚专家科研工作站")相继落户华宁县人民医院,此举大幅提升了医院的诊疗水平。

专家科研工作站的落户是公立医院创新经营管理模式的一条有效途径,上级医院的优质医疗资源向下延伸,提升了基层医疗机构的技术实力、服务能力和科研水平,给基层群众带来了实实在在的就医便利。

3. 县级医院信息化政策背景。2021 年 5 月国家卫健委办公厅发布"第二批符合县医院医疗服务能力提升标准的县医院名单"时,强调了"加强信息化建设,提高远程医疗服务能力和发展县医院为龙头的紧密型医共体"。

2018 年,国家卫健委印发的《全面提升县级医院综合能力工作方案(2018—2020年)》指出,到 2020 年,500 家县医院(包括部分贫困县县医院)和县中医医院要分别达到"三级医院"和"三级中医医院"服务能力要求。工作方案指出,提升信息化管理水平,加快信息平台建设,积极推进远程医疗服务。2016 年,国卫办医发〔2016〕12 号《国家卫生计生委办公厅关于印发县医院医疗服务能力基本标准和推荐标准的通知》发布,里面就明确了两个标准——县医院医疗服务能力基本标准和县医院医疗服务能力推荐标准。两个标准对医院信息化都提出了相应的要求,其中在县级医院服务能力基本标准中,要求医院的电子病历系统应用水平要达到二级以上。在县级医院服务能力推荐标准中,要求医院的电子病历系统应用水平要达到三级以上。对于医院来说,电子病历的二级到三级是一个质的变化,并不是很艰难就能从二级再到三级。

4. 依据服务能力推荐标准,为群众提供优质服务。

(1)信息系统达到《电子病历系统应用水平分级评价标准》三级以上水平。

(2)建有基本功能符合《医院信息系统基本功能规范》的医院信息系统,能实时采集、处理、汇总信息,整合医院主要业务及管理流程。

(3)信息系统对有关医疗质量、安全、费用的主要管理、控制指标有较强的过程控制与干预功能。

(4)建有门(急)诊、病区医生工作站。医生工作站应具有下列基本功能:记录病历;开立医嘱、处方;检验、检查、治疗申请;查阅及调用检验、检查报告及相关图像、影像;检验、检查报告及相关图像、影像等有阳性提示。

(5)建有手术室手术麻醉信息系统。

(6)具有临床路径管理功能模块,实行电子化的临床路径管理。

(7)病区实现患者身份识别、移动护理等应用。

(8)建立基于电子病历的医院信息平台(数据中心),数据标准符合国家卫健委颁布的相关标准要求,医院信息平台和县级卫生信息平台(数据中心)实现数据互联互通共享,医院医生工作站能够通过授权调阅居民电子健康档案。

(9)能够受理居民健康卡,支持使用居民健康卡开展挂号、就诊、取药、查询等健康医疗便民惠民服务。

(10)建立远程会诊系统,支持上联省市级医院,开展远程会诊、远程心电诊断、远程医学影像诊断和远程病理诊断等服务;具有远程手术指导的基本条件。

(孔繁勇　华宁县人民医院)

第三节　医院大数据体系建设支撑现代医院管理

随着医改不断深入,政策要求加强、法规逐步细化,医疗技术升级、精益经营需求不断提高,现代医院管理新一轮变革开始提速。医院对智慧化管理的重视程度与日俱增,医院亟待新的方法手段解决管理中的各种需求与矛盾问题,大数据与人工智能技术应用的兴起提供了新的契机和解决途径。

大数据的发展经过概念推广与基础理论研究的阶段,正全面深入各行各业落地生根。在医疗行业,大数据对医院各方面工作的推动都有重要意义。决定医院大数据利用水平高低的不是技术,而是基于对大数据技术的了解而形成的数据思维。数据思维是一种思考问题的方式,驱动数据从量变到质变的过程中产生知识并反过来影响工作流程、业务模式和决策能力。过去,我们非常注重流程,而现在更关注数据,因为数据反映了一切客观结果,数据的价值得到普遍认可。进行全样本的大数据分析,数据分析的结果往往更加准确,大数据的发展也得益于数据、算法及算力的快速发展,这使得智能化的数据挖掘成为可能。我们从过去注重从数据挖掘因果关系,现在开始注重数据之间的相关性,有些变化趋势以前可能不容易预见,但现在通过各种各样的方法变得可以预测,还可以通过自主学习来不断提升决策能力。大数据、AI 等新兴技术发展也促进了医院信息化建设模式和评价方式转型,从各种评价体系来看,越到后面越是向智能化方向发展。包括现在提出的智慧医疗、智慧管理、智慧服务,级别越高就越需要用到大数据、AI 等新兴技术。

一、现代医院管理与数据应用

现代医院管理是管理学中的一部分,是一门涵盖医学、信息、管理、计算机等多种学科为一体的边缘科学,是现代化医院运营的必要技术支撑和基础设施,其主要目标是以现代化、科学化、规范化的手段来加强医院管理的措施,提升效率、改进质量,充分利用资源实现医疗效用的最大化。主要内容包括针对医院的人、财、物、信息、时间等资源进行计划、组织、协调、控制,见图 1-6。

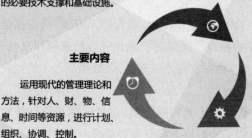

现代医院管理的概念

基本内涵

　　"医院管理"是一门容医学、信息、管理、计算机等多种学科为一体的边缘科学，是现代化医院运营的必要技术支撑和基础设施。

主要内容

　　运用现代的管理理论和方法，针对人、财、物、信息、时间等资源，进行计划、组织、协调、控制。

主要目标

　　以更现代化、科学化、规范化的手段来加强医院的管理，提高医院的工作效率，改进医疗质量，充分利用医院的现有资源，实现医疗效用的最大化。

图1-6　现代医院管理的概念

　　新形势下，医院管理方式发生了很大变化。以前的医院运营管理压力相对较小，很多医院都有大量资金闲置。但近年来情况发生了很大转变，尤其是取消药品、耗材加成等制度实施，使得医院管理成本及其他相关成本越来越高昂，特别是 DRG、DIP 等疾病预付费模式的试点和推广，显著地改变了医院收支结构。过去我们常常听到医院的收入是 20 亿、30 亿、50 亿等，但现在已经很少有人提及这些收入指标，因为单纯的数字增长已不再是重点，现在更关注医院的效益，也就是说要合理控制成本并提供高效便利的医疗服务，这是医院良性运转的前提。因此，医院必须加强精细化管理：传统意义上的流程化、数字化管理已经过时，我们需要以医院的核心目标为中心，不断提高医院的管理效能。

　　大数据在管理中发挥什么作用？以前的数据不是也被利用了吗？难道只有大数据才有用吗？实际上大数据是一种具备大容量、多变量、高速度信息处理能力的资产，大数据可以在多个维度上不断发生碰撞和聚合，最终实现分析、预警和决策，见图1-7。20 年前我们已经开始运用数据进行管理，但最多只是进行分析和报表，要做到预警甚至是智能化决策十分困难。现在通过一些算法和模型的运用，我们能够进一步提升数据分析能力。当然，大数据分析的基础依旧是统计学理论和统计分析方法，我们需要在传统统计学基础上，不断探索机器学习、深度学习、数据孪生、大模型等数据分析的新方法，从而帮助我们更好地分析数据，做出更好的决策。

大数据对医院管理的作用

 知南课堂

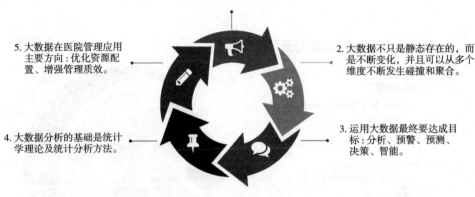

1. 大数据是一种具备大容量、多变量和高速度信息处理能力的资产。

2. 大数据不只是静态存在的，而是不断变化，并且可以从多个维度不断发生碰撞和聚合。

3. 运用大数据最终要达成目标：分析、预警、预测、决策、智能。

4. 大数据分析的基础是统计学理论及统计分析方法。

5. 大数据在医院管理应用主要方向：优化资源配置、增强管理质效。

图1-7 大数据对医院管理的作用

在医院管理中，大数据是优化资源配置和强化管理的手段。虽然大家都认为大数据很重要，但并不是每一家医院都能够实现大数据的应用。制约因素较多：一是基础业务信息化。医院基础业务信息体系尚未完善，从临床服务到资源管理配置各环节尚不能联动。二是数据与业务匹配能力。缺乏数据与业务之间、数据与数据之间的匹配、处理与协同能力。三是大数据基础设施。不具备大规模数据处理、计算、展现的基础设施与一体化工具。四是相关理论方法。基于大数据开展医院管理的理论缺失，以及面向管理需求的数据建模方法运用不足。

二、医院大数据体系的建设策略

为了确保医院大数据体系的建设能够顺利进行，需要制定科学合理的建设策略，从以下几个方面推进。

1. 要强化五种基础能力。一是需求驱动能力。因为需求是推动大数据应用发展的基石，如果你无法提出需求，就无法知道如何使用数据。二是数据资源能力。数据是生产资料，从源头上决定着产品品质，因此数据资源要丰富、完整、质量高。假如你的数据都是垃圾，产生的决策准确性会大打折扣。三是数据治理能力。数据质量的管理是可持续发展的，既要保障数据不断产生，又要不断治理它，把它变成可用的生产资料和资源。四是数据平台能力。当医院具备一些基础的大数据能力后还需要一个便捷易用的平台，通过平台、工具不断简化数据应用。我们不应把复杂的公式和模型放在前端，而是将它们放在后端,使前端成为用户手边的一种非常简单的工具。五是数据分析能力。要有数学、统计学、计算机等必备的能力支撑,譬如我们部门就有不少人数学、统计学非常好,也具备一定的开发能力,基于这些能力为医院搭建了从数据到应用的桥梁,见图1-8。d

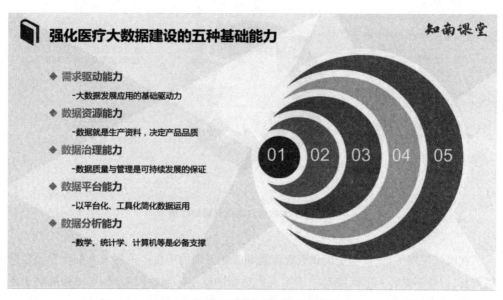

图1-8　强化医疗大数据建设的基础能力

2.要不断提升医疗大数据的应用层级。聚焦大数据分析的技术和场景,进一步加强大数据技术在临床、教学、科研、管理中的运用,不断提升应用层次,促进医院管理决策水平提档升级。根据目标可以将大数据的应用分为四个层级,自下而上分别是:第一层是描述性分析,主要是查询系统、BI、管理驾驶舱等统计报表,这一应用医院在20年以前已有实现。第二层是相关性分析,包括临床科研、发病机制研究、知识发现等数据分析挖掘。第三层是预测性分析,特别是发展趋势的预测。包括数据模拟、疾病预测、预警等方面。第四层是决策型分析,通过机器学习等AI方法实现临床、管理等方面的高级辅助决策,这是未来医院大数据应用的愿景。医院可以根据自身的条件和基础沿上述四个层级不断提升数据利用能力,提高医疗大数据应用水平。

3.尤其需要重视医院大数据建设应用体系的顶层设计,为医院高质量发展提供强有力支撑。在医院信息化建设中,大数据建设已经不仅仅是一个锦上添花的内容,而是提升信息化建设发展水平的重要基础设施,必须结合医院战略目标和发展需求进行系统化的顶层设计,涉及基础软硬件环境、技术体系、应用场景、政策支持、经费投入、人才培养等多个方面。

【应用实践分享】

陆军军医大学第一附属医院(西南医院)大数据中心在国内相对较早成立并独立运行。该中心以"引领"和"服务"为己任,谋求学术型医院全面科学可持续发展的新增长点,瞄准"医学+IT"融合创新前沿方向,打造以医学大数据、AI技术为依托的智慧医、教、研、管、战综合体系,推进管理手段与诊疗模式革新,见图1-9。

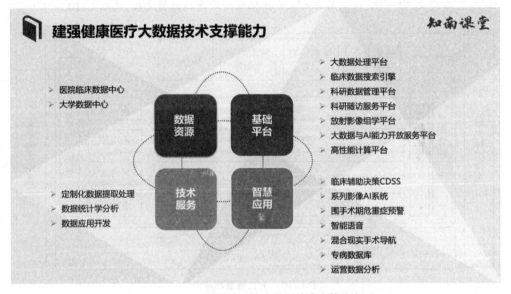

图1-9 建强健康医疗大数据技术支撑能力

医院大数据中心的发展定位包括三个方面:一是医院大数据临床与科研创新枢纽。关注各科室医工交叉领域需求,加强顶层设计、项目组织、研究协助,使中心成为连接临床科室与新一代数字诊疗技术的创新枢纽。二是学科交叉融合创新应用孵化基地。广泛开展对外合作,促进创新成果的孵化,重点解决医疗大数据应用、诊疗辅助决策支持、人机交互环境构建、医学高性能计算平台等领域的核心关键技术。三是卫生大数据研发、服务与战斗力生成平台。按照上级任务安排,主导各种卫生大数据平台建设与应用,创建用数据管理、用数据决策、用数据创新的全新模式。

目前,医院已形成较好的医院大数据支撑能力。一是数据资源层面,大数据中心是医院、大学和军种的卫生医疗数据资源中心,数据量大、覆盖范围广,为数据挖掘应用提供了必备条件。二是已建成系列基础平台,包括大数据基础治理平台、临床数据搜索引擎、科研数据管理平台、科研随访平台、影像组学平台、AI能力开放平台和高性能计算平台等。三是开展了系列智慧应用,包括临床辅助决策、多种影像AI利用、危重症风险预警、混合现实手术导航、专病数据库、运营数据分析等。四是人才支撑,自有人才队伍是大数据建设发展的核心要素,很多工作不能全部依赖公司。该中心有比较强的定制化数据提取、分析、处理能力,可以为临床科室提供大量定制化数据分析服务,包括医学统计学分析、数据应用开发等内容。医院开展的有代表性的大数据建设内容如下。

1. 基础大数据软硬件平台。50 余台服务器组建 Hadoop 集群,2P+存储空间,形成数据采集、存储、清洗的软硬件环境。常态化治理 HIS、EMR、护理、手术麻醉信息系统等数据,进行结构化、归一化,为上层应用服务提供准确的基础数据支撑,见图 1-10。

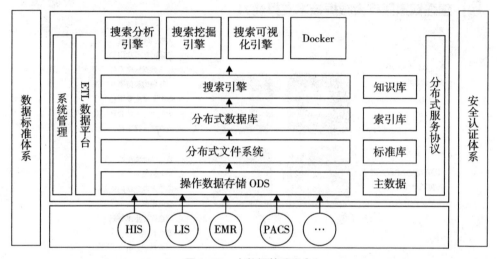

图 1-10　大数据基础平台

2. 基于大数据架构的临床数据管理挖掘。完成 1 000 余万人次患者、5 000 余万份病历数据的深度治理,实现秒级遍历搜索、结果展现,包括关键词搜索、高级搜索、条件树搜索三种搜索方式,共 9 000 余个结构化字段按需选择,涵盖疑难病种全维度展现疾病强相关诊疗特征主题和关键词,支持任意诊疗主题词的数据关系图谱。

3. 科研数据管理。实现自建项目、秒级入组,回顾性研究全程在线管理、分析,简单易用可视化纳排,实现相对时间事件定义的数据观测和导出。构建科研随访服务系统,通过随访数据采集,形成临床科研数据闭环,进一步发挥数据价值。基于大数据的自动化智能随访自动生成并提示每日随访任务,支持电话、短信、微信多种随访方式,可设置随访开启时间:手动触发、入组后开始、设置参照日期(如手术后××天自动开启随访),患者随访进度清晰直观,可按入组时间、就诊时间、最近随访时间、随访点状态、CRF 字段进行综合查询。

4. 开展影像数据管理挖掘。通过放射影像组学平台的建立,唤醒沉睡的海量医学影像资源,实现从数据采集、病灶分割、特征提取、模型训练等医学影像全流程研究工具化。

目前,正在构建影像数据中台,对全院影像进一步整合挖掘。

5. 提供大规模、高性能数据计算服务。通过与中国科学院重庆绿色智能技术研究院合作构建高性能计算平台,结合罕见病基因数据、分析算法和硬件平台,对基因分析系统的计算性能进行优化,搭建针对不同病种的基因分析系统。

6. 构建医疗质量监测预警系统。通过系统可以实时监控医院 300 余个维度、64 个大类的具体质量指标,见图 1-11。

陆军军医大学第一附属医院

医疗质量监控管理季报

The Report on Medical Quality Control and Management of
Army Medical University General Hospital

2023.7.1 — 2023.9.30

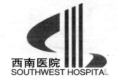

图 1-11　质控报告

7. 基于企业微信推送院/科级运营管理数据分析。参考国家三级公立医院绩效考核等指标开发企业微信医疗统计。提供日报,包括数量指标、出诊医生、科室床位使用率、科室收治人数、科室手术量、科室预约挂号率等统计分析。提供周报、月报,包括功能定位、质量安全、合理用药、服务效率、数量指标、收支结构、费用控制等统计分析。实现定时推送,通过企业微信对机关和临床科室管理人员分别定时推送院级和科级报表。通过数据监控核查确保数据准确性,监控程序实时监控数据同步,自动维护程序处理数据同步异常,提前推送报表到大数据中心企业微信群进行数据核查。

8. 基于 DRG 的医疗服务与绩效管理评价。利用 CMI、DRG 组数等指标,从医疗服务能力、医疗服务效率等角度,进行科室、医生之间的横向比较。让科室、医生进行自身的纵向比较,在一定程度上能为学科可持续发展提供有针对性的建议,分层分类进行学科建设规划。控费(费用消耗指数)和提效(时间消耗指数)是 DRGs 支付模式向医院明确提出的两点要求,也是促进学科发展的有力抓手。有效评价医院质量运行情况,为医院高质量发展提供决策依据,见图 1-12。

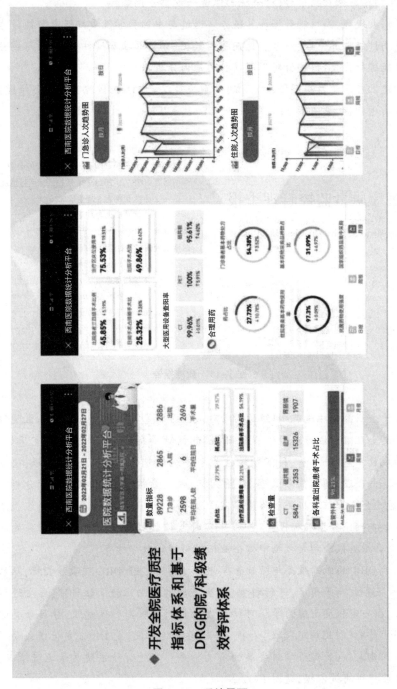

图1-12　系统界面

9. 面向医生诊疗行为的数据画像分析。从核心管控指标、医疗质量、勤勉程度、为军服务等多个维度，对医生各方面的数据进行分析展示，对临床医生的全年工作情况进行数据化总结。结合大数据技术，对数据进行标准化、归一化治理，显著提升数据准确性。每年 1 月 1 日通过手机推送，形成有温度的数据化问候。

大数据的深度利用有效支撑了现代医院治理，取得了显著成效。创新了管理工具与机制，完善构建了一套以预警监测管理体系（疫情防控重点患者监控、合理用药监控等）、效能评估管理体系（院前检查与出入院服务系统、大型科研设备共享评估等）、创新发展评价体系（千分制业务发展评价、DRG 绩效评价、科技创新绩效评价等）为代表的军队医院现代管理制度体系，实现医院治理体系和管理能力现代化。近年来，医院 CMI 值持续改进，费用消耗指数下降明显，药占比、耗占比、住院人次费用、人次药费持续下降，大型设备使用率持续攀升，患者满意度、基层满意度持续提升。

三、医院大数据体系建设未来发展思考

医院大数据体系发展空间广阔，主要包括以下几个方面的发展趋势，见图 1-13。

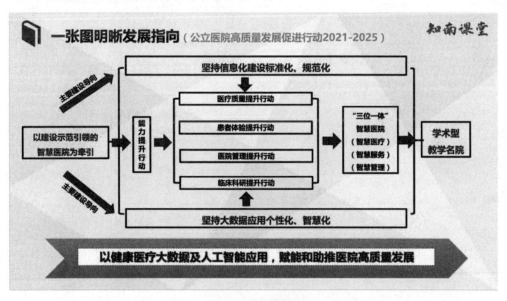

图 1-13　发展指向

1. 多源异构跨模态健康医疗大数据智能融合管理。结合当前应用发展现状，面向多中心、多模态健康医疗大数据，建立多层级、分布式数据汇聚机制，实现跨模态数据特征提取、大规模数据融合管理及配套智能语义搜索、疾患者群特征刻画。

2. 基于健康医疗大数据的疾病风险动态分析。构建健康医疗大数据多维度疾病主

题数据域和专病研究队列,基于统计学、机器学习、深度学习等算法与融合推理技术,建立疾病风险动态分析模型,研发多种场景应用的疾病诊疗协同分析系统。

3. 健康医疗大数据驱动的疾病知识图谱与智能辅助决策。基于权威循证医学知识,构建疾病诊断和治疗知识库,来源包含诊疗指南、权威书籍、专家共识、相关文献等。通过健康医疗大数据认知学习,得到疾病与症状、检查、检验、用药、手术、体征等不同的关联关系,从而驱动疾病知识图谱迭代更新,并以此为基础构建应用于智能辅助决策 CDSS。

4. 健康医疗大数据全生命周期安全保障。面向健康医疗大数据全生命周期安全保障,建立基于区块链对等网络的安全共享技术与机制,实现数据跨域跨机构安全共享。利用安全多方计算、同态加密和差分隐私技术,实现隐私感知计算、关联识别、自动分类与智能自适应脱敏体系,并构建大数据安全态势感知与监测预警系统。

在公立医院高质量发展促进行动的总体要求下,我们要建设示范引领的智慧医院作为牵引,实现医院建设的标准化、规范化,坚持大数据应用的个性化、智慧化,促进学术性教学名院建设,以健康医疗大数据及人工智能的应用来赋能和助推医院的高质量发展。

（汪鹏　陆军军医大学第一附属医院西南医院）

第二章 医院应用管理

第一节 医院应用管理

一、信息化建设方面的应用

医院在信息化建设有哪些方面的应用,首先是国家应用评级的直接推动力,给医院信息化建设带来的压力。其次是 2013 年开始的国家医药卫生改革,使得医院信息化建设迈入了深水区。再次是国家的数字化战略带领着创新应用,包括云计算、大数据、物联网、人工智能等等,给信息化建设带来了巨大的冲击。最后是信息安全的加固,这是保障信息建设平稳的基石。

国家应用评级助推医院信息化建设。按照国家卫健委电子病历评级标准和互联互通成熟度测评的要求,根据医院的实际情况对标建设,以评促建,以评促改。近几年,各级医院的信息化建设取得了显著的成绩。省市级区域平台与各级医疗机构互联互通,极大地提高了医疗活动效率和安全性。随着智慧服务和智慧管理的标准出台,智慧医院的建设标准清晰可见。对标智慧医院的条款,查漏补缺,信息化建设的任务清单一目了然。

我国医药卫生改革带来的一些应用。主要有四个方面,一是完善医疗服务,包括预约诊疗、日间手术、临床路径、信息查询等。二要实现分级诊疗体系建设,比如医联体或医共体的上下转诊和病历共享。我们是从 2018 年开始建设青岛大学医疗集团分级诊疗系统,打造了集团内 20 多家医院转诊平台,实现了转诊业务和电子病历共享。医生在平台上可查阅转诊患者的检验检查报告和电子病历信息。三是公立医院改革涉及医药分开,按病种付费相关的应用。我们要建设 DRG 或 DIP 相关的系统。四是公立医院考核涉及大量的一些数据上报,要对医院的信息系统进行相应的改造和优化。

国家数字化战略引领的创新应用。新技术带来新应用,从 2015 年开始,各级医院开始建设互联网+医疗的新模式。移动端预约挂号、自助缴费及检验检查报告查询,简化患者就医流程,减轻了医院的排队压力。接下来是互联网医院的遍地开花,在疫情期间给患者带来了极大的便利。随着医疗数据的积累,科研大数据平台应运而生,自然语言的后结构化处理技术让科研数据随手拈来。5G 网络的快速发展也带来了很多的应用场景,包括远程会诊、远程手术、远程视频示教等。

最后是信息安全的应用。信息安全是信息化建设的基石,没有安全就没有信息化建设。信息安全涉及信息的保护、基础设施的加固、数据审计和个人隐私保护等。随着《中华人民共和国网络安全法》《数据安全法》《个人信息保护法》的出台,信息建设要依据这些法律法规开展工作。

二、应用的全流程管理

信息系统的特点是什么,让我们来回顾下。信息系统有两个显著的特点,一个是面向管理,一个是支持生产。这个是信息系统的模型,信息系统包含三部分,管理模型、信息处理模型、系统实现条件。那从医疗行业来说,管理模型就是医疗业务流程,见图2-1。

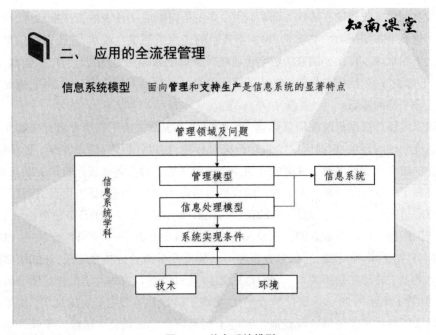

图2-1　信息系统模型

信息系统一个重要的部件是软件,从软件的生命周期比对,借用这个软件的生命周期来表示一下信息系统生命周期,见图2-2。

信息系统的生命周期包含五个阶段:系统规划、系统分析、系统设计、系统实施、系统运行和维护,它们分别对应软件的一个阶段。

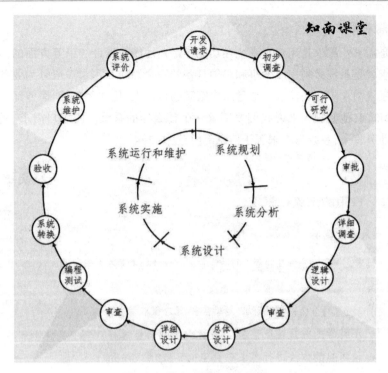

图2-2 信息系统的生命周期

(一)合理制定规划

什么是合理的规划？从专业角度上来说,这应该是信息人的强项了。比如说咱们对新系统的需求一定要做出一个预测,要研究必要性和可能性,要考虑新系统所受的约束条件,要提供一个备选方案,最后需要专业地给出一个可行性分析报告。现实工作中,规划往往受到很多条件的制约,导致规划的路线变形,甚至可行性程度打了折扣,这往往需要进行大量的论证和分析,见图2-3。

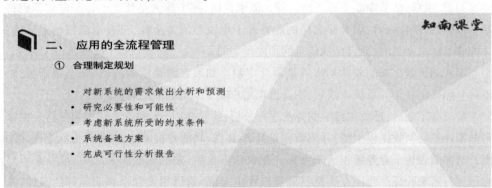

图2-3 制定规划

(二)需求调研

什么是需求？需求是用户对系统在功能、行为、性能及设计约束等方面的一个期望。简单说需求就是系统必须完成的事和必须具备的一个品质。需求一般分为业务需求、用户需求和系统需求。业务需求一般是来自医院的负责人，比如医务处、医务部门、护理部门、门急诊部门，他们提出来说我们要部署一个什么样的系统。而用户需求一般来说来自具体的业务骨干，系统需求来源于信息部门，见图2-4。

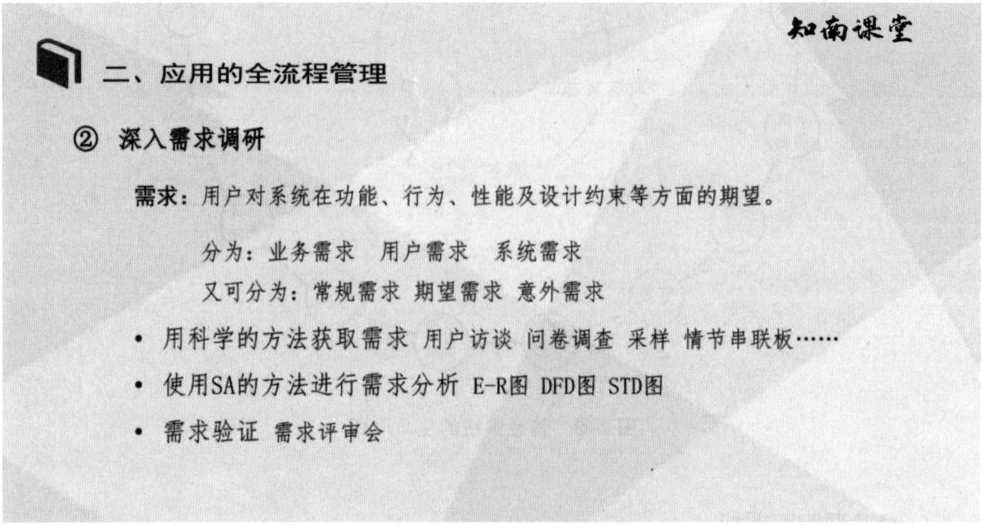

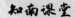

二、应用的全流程管理

② 深入需求调研

需求：用户对系统在功能、行为、性能及设计约束等方面的期望。

分为：业务需求 用户需求 系统需求

又可分为：常规需求 期望需求 意外需求

- 用科学的方法获取需求 用户访谈 问卷调查 采样 情节串联板……
- 使用SA的方法进行需求分析 E-R图 DFD图 STD图
- 需求验证 需求评审会

图2-4 需求调研

从用户需求的角度上来说,需求又分常规需求、期望需求和意外需求。什么是常规需求？那就是用户想要达到的所有的需求,他能说清楚的需求越多越好。期望需求是他想做的,但是他说不清楚、描述不了的。如何用科学的方法获取需求？可采用用户访谈、问卷调查、采样、情节串联板等方法。深入需求调研,那个深入是什么？你一定要下到科室,旁站式的就在那看,因为什么样的业务骨干也说不清楚全貌,只有全流程地走一遍,才能够了解这个需求,而且是从信息的角度得到的。

深入调研做出来的软件基本就是量身定制。如果衣服是定制的,你穿上很舒服,对不对？那么定制化的系统上线后,不会出现用户需求暴增的混乱局面。

需求有了之后,还要用科学的方法进行分析,要学会用SA的方法结构化分析。大家可能都熟悉绘制数据模型图,并用数据建模E-R图、功能建模DFD图和行为状态图STD图。这些图表达了业务流程清晰可见。在收到需求后,完成这些图表之后,请务必不要忘记进行需求验证。验证方法是召开需求评审会议,邀请相关骨干和职能部门参加,并向他们概述系统的情况,最后请他们签字确认。这样可以避免出现忘记或需要修改的情况,至少在形式上让他们意识到一旦确定的事情不应随意更改。

给大家举个例子。2016年在进行无纸化病历系统开发时,绘制了STD图表述业务流程。该系统于2016年上线,医护人员提交病历后,系统生成PDF文件,科室需审核通过后病案室才能收回这些文件。我们可能认为只需单击系统的"回收"按钮即可完成,但实际上可能还有一些纸质文件需要处理。处理完这些文件后,再将其扫描进入系统,之后系统就能回收、编目、审核通过并上架。在需求评审会议上,这样的图表对我们的讲述非常有助于提高效率,见图2-5。

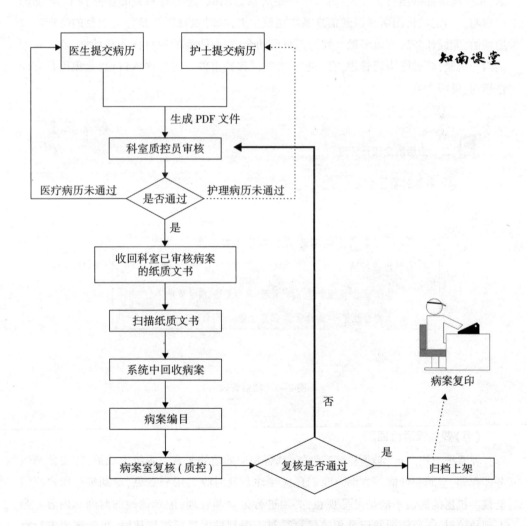

图2-5 病案归档流程

(三)全面的业务分析

有了需求之后一定要分析新系统对现有业务的影响,这个影响是现有的不相关的,还有现有的管理模式的影响。

(四)项目管理

项目管理有五大过程、九大知识领域。我们要组建好项目团队、开好项目启动会、做好沟通管理和风险管理。组建好项目团队要注意两点:一个是信息科要有固定项目的团队,每个成员都是项目负责人;另一个是临时项目团队,是要有相关的业务骨干、职能部门参与。固定项目团队是医院信息系统建设主力,临时项目团队是针对项目的特定阶段组建的,完成任务后可以解散。要开项目启动会,需有明确的项目任务和计划,建立有效的沟通机制,要做好沟通管理,有一些重大的里程碑事件一定要深入讨论,避免项目方向性错误,见图2-6。

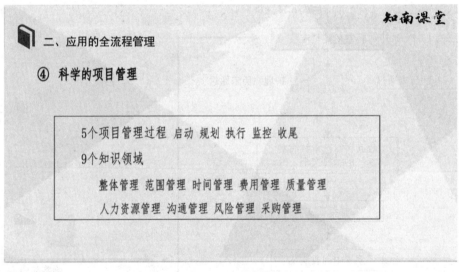

二、应用的全流程管理

④ 科学的项目管理

5个项目管理过程 启动 规划 执行 监控 收尾

9个知识领域

整体管理 范围管理 时间管理 费用管理 质量管理

人力资源管理 沟通管理 风险管理 采购管理

图2-6 项目管理

(五)要加强运行监测

在系统上线之前,必须检测其性能,部署相应的监测平台。系统上线后,需要监测服务器存储、空间和性能等方面。我们还应该注意及时收集用户意见,定期举行用户反馈会议。机房的巡检不能是走马观花,必须进行记录和管理,记录巡检的时间和内容。当发现故障时,需要沟通并记录相关信息。对于遇到的大规模维修故障,可能需要进行审批流程,这可能涉及购买部件和维修的临时需求。所有这些都是在运行时需要注意的保障措施,见图2-7。

二、应用的全流程管理

⑤ 强化运行监测

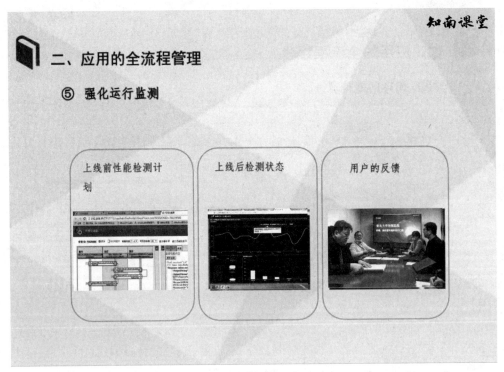

图 2-7　强化运行监测

(六)问题是闭环管理

关于闭环问题处理,我们需要分析问题的根源,大家需要坐下来进行讨论,确定问题所在,是技术、操作还是管理方面的原因。可以进行头脑风暴,使用工具来绘制各种图表,以确切地找出问题所在。在问题解决后,一定要做好总结,并记录闭环管理的记录。在各种审核中,特别是三级甲等医院的复审时,这些记录会被查阅。当然,我们并不是为了通过审核,而是为了自己科室的管理。

系统的持续优化很重要,不能只是投入使用后被遗忘。在整个系统的生命周期内,我们必须做好管理。例如,变更管理是必要的,但需要合理地控制变更的频率。如果没有问题,变更是可以进行的,但必须让相关部门签署相关文件以确保变更的质量,并且在启动变更前做好充分的评估和讨论,以免出现偏差和误解。此外,我们还需要主动回访用户,以提高我们科室的使用体验。科室内部需要加强业务培训,确保所有相关人员都获得了必要的知识和技能,这样才能提高服务质量,避免出现用户体验不佳的情况,见图 2-8。

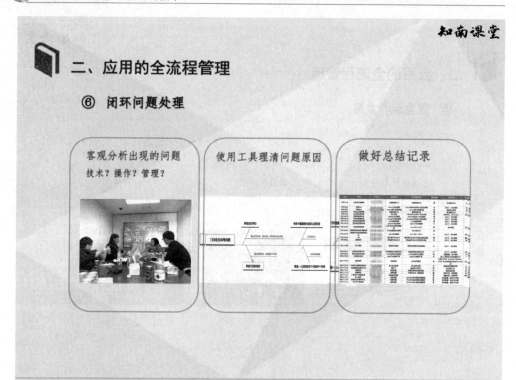

二、应用的全流程管理

⑥ 闭环问题处理

客观分析出现的问题
技术? 操作? 管理?

使用工具理清问题原因

做好总结记录

图 2-8　闭环问题处理

(七)应用培训

培训有许多方式,其中最常见的是大家聚在一起进行培训。另一种方式是向科室提供边站式的在线指导或在线培训服务。对于一些重点用户,如某个科室的用户,此系统可能会涉及特定科室的操作,我们会邀请他们到培训现场进行培训。在此,特别与大家分享一种叫作"静默式告知"的方法,就是培训不一定要面对面,培训的目的是告知,能有效传达告知的意图就可以。例如,有次采购医疗查房车,厂家说必须去科室培训医生如何使用。这款车轮没有机械制动功能,需要按面板上刹车键。一旦车子没电,车体背面还有续航开关。这些操作虽然简单但不容易记住,于是我要求厂家在车体上放置操作提醒标签,"轮子没有独立的制动功能,请使用面板上的刹车键。如果刹车键失灵,请打开车体背面的总开关键"。每辆查房车都贴好标签,临床医生用起来很顺手,没有出现暴力破坏的故障。再比如可以通过桌面运维软件向用户发送消息,每个终端用户都能看到,解决一些小流程的操作告知,见图 2-9。

在人的行为中,我认为最值得敬佩和最美好的便是利他行为。其实我们医学人一直做有利他人的事,默默承受,无私奉献,我觉得这个是非常好的一个行为。因为有我们,我相信医疗信息化一定是有一个非常美好的未来。

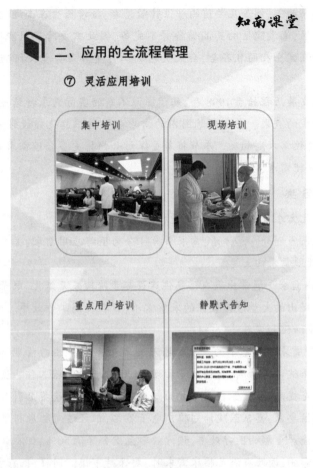

图2-9　灵活应用培训

（辛海燕　青岛大学附属医院）

【应用实践分享】

中国医科大学附属盛京医院（简称盛京医院）共有三个院区和一个教育研发基地，医疗信息化需求呈现多元化特点（图2-10、图2-11）。盛京医院具备坚实的信息化基础，拥有500T影像数据、40T电子病历数据，已实现全面无纸化，搭建了完备的医疗信息化系统，实现了三院区一体化管理，包括能源、资产、医疗设备等多个方面，既优化了医院内部运营协同性，又为信息化水平提升提供了有力保障。在科室分布上，不同科室分散在多个院区，这些科室行政管理上隶属于同一医疗机构，但实际运作时则作为相对独立的部门；在系统应用上，尽管院内使用同一套信息系统，不同院区仍存在差别……满足医疗信息化需求时，需要全面考虑各项差异因素。

以跨院区取药为例,例如几年前的一位肿瘤患者,接诊医生在南湖院区出诊,而肿瘤病房位于滑翔院区,南湖院区的药品储备并不完备,因此需要跨院区取得特殊药品。若每个院区药品配置完全相同且齐全,会大大增加工作量和业务量,跨院区取药显著减轻业务负担。

医院信息化发展历程始于1998年,基于源源不断的实际需求持续投入相关建设,取得了诸多里程碑式的成果。在合理范围内的需求能够给信息化建设带来积极的推动作用,不合理的信息化需求则相反。本节将着重探讨如何将更多合理需求融入信息化建设中,同时排除不合理需求。

一、需求分类

对医疗信息化需求可以从两个维度进行分类,具体如下。

1. 按照需求来源划分。总体看,需求来源可分为医疗应用需求、医疗管理需求、性能改造需求、流程改造需求四大类。

(1)医疗应用需求。通常出现在信息化建设起步阶段或无纸化、电子化转型阶段,主要是由医护人员提出的大量诊疗数据的采集需求,旨在提高工作效率。这些需求一般并不完整,需进一步细化和完善。

(2)医疗管理需求。当基本的诊疗数据采集需求满足后,医疗管理部门提出需求:利用数据直观展现医院运营情况,支持质量管理、流程管理等管理工作。虽然质量管理、流程管理的目的都是提高效率,但在某些方面却存在矛盾,以电子签名引入为例:基于评级测评角度和规范性要求,盛京医院计划推广电子签名,但经过对临床科室的调研发现,电子签名的引入可能严重影响医疗效率,预计效率至少会降低50%,但在最终落地时,并未对效率产生实际影响,因此在满足临床需求时,要保持审慎。同样,医疗管理部门的需求也并不总是精准的,也需审慎对待。

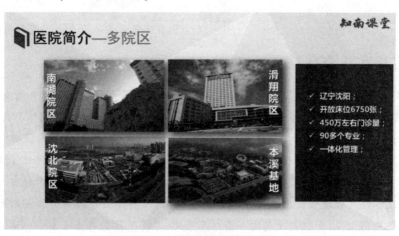

图2-10　医院简介(多院区)

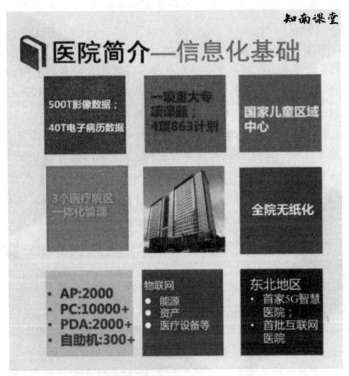

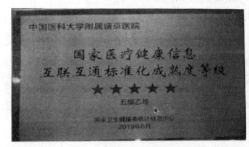
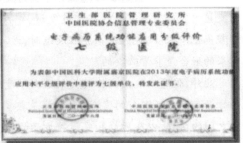

图 2-11 医院简介(信息化基础)

(3)性能改造需求,由信息系统使用者提出。在医院日常工作中,每个月都会收到各个科室的反馈意见,如系统运行速度慢、频繁更新、卡顿等情况。因此,这一需求的目标是提升系统功能的使用速度,及时响应用户反馈,并对系统进行相应整改,主要由信息部门内部自行解决。

(4)流程改造需求。由于业务系统数量和业务类型不断增加,如果数据处理不及时,将会导致业务不畅通、数据不准确,最终影响医院整体运行。例如,在疫情防控期间,许多患者需要在门诊留观超过 48 小时但又不能立即住院。为更好地管理病患,信息中心需要改造流程,延长留观时间,或者通过人群分类来划分留观类型。这一流程改造体现了信息技术的支撑能力。

2. 按照主客观划分需求。

(1)需求是客观需求。即信息中心接到其他部门的完整需求。例如,卫健委、医保等提出了接口改造、接口升级等需求,并附带相应文档,这些需求已经十分完整。公立医院接到这些需求时,无须征求其他人的意见,可以直接进行实现。

(2)需求是主观需求。即由信息中心自行发起的需求。主要涵盖安全防护、架构优化、系统优化、数据库优化以及系统对接等。此外,信息中心还可以主动发起临床需求。主观需求与能力有关联,如果信息中心的能力强,可能会提出许多主观需求;反之,如果能力较弱,则主要是满足客观需求。换言之,如果信息中心有更多的发言权,可以提出更多被认可和被采纳的需求和完善建议,牵头能力就较强,这也表明信息中心比医疗、护理、管理等部门对项目流程的了解更深入,才能有更多主观需求;反之,如果忽略这些主观需求,那么需求就会减少。

(3)需求是主客观融合的需求。即信息中心参与到不完整客观需求中,或者其他部门参与到信息中心的主观需求中,如各种评审活动、新模式建立等。手术室无纸化是典型的主客观需求融合的例子。此前患者手术完成返回普通病房后,护士交接需要在交接单上进行两次签字,一次是手术室护士签字,一次是病房接收护士签字。在实现电子化交接过程中,手术室护士的两次签字变得更加复杂,对此信息中心提出,手术室护士书写的交接内容填写完成后只需一键发送,病房护士接收,即可完成签名。此类需求在流程过程优化中很多,特别是在流程改造时,涉及整个医疗业务的大流程改造,因此,主、客观需求的融合是非常必要的。

此外,信息系统应向医院提供最大限度的支持和服务。对此,信息中心与后勤、安防等方面都有相互配合的需求,闸机就是典型的"相互配合"型系统,充分体现了门诊和住院之间的协作,以及后勤和安防等方面的协同。

二、管理原则

信息化需求管理需要遵守四个原则,即"一把手工程",渠道广泛、出口统一,离岸开发,统筹规划、区分优先级。

1. "一把手工程"。为什么要使用引号呢?因为在一些医院里,并不是由院领导来管理信息部门,信息部门的负责人需要担当"一把手"角色。简而言之,要能够协调医疗、后勤、护理等相关部门,并承担自己的职责,完成最终需求确认,否则即使完成了信息技术的实施,也没人会真正使用它。如果有人使用并出现问题,也可能将问题归咎于信息中心,并由信息中心负责人承担责任。

只要相关问题出现,信息中心应当主动承担相关责任;如果不是信息中心的问题,也要积极配合、找到问题根源。比如电脑断电、开不了机等情况出现,使用者容易先入为主,将问题的范围锁定在计算机中心与信息中心,最先想到的不是电力问题,而是报修到信息中心,这时信息中心要积极配合查找原因,然后由对应的负责部门和负责人员进行解决。

2. 渠道广泛、出口统一。即单个需求至少以大的学科、专业为单位。对于渠道广泛这一问题,需要找到需求所对应的管理部门进行确认。如果需求方和信息中心的理解相同,且需求必要性被认可,就不需要需求方来确认;如果双方理解不一样就需要确认,若沟通中信息部门无法说服需求方,就要告诉对方一些可能存在的风险。如果仍然不敢确认,则需要进一步研究。举个例子,多年前盛京医院开始开展预约挂号服务。在预约挂号时,无论患者是否做后续化验检查或拿药,检查本身就会产生费用,同时还有耗材费用。比如眼科检查就有相应的耗材和费用,妇科检查也是如此,尤其是对于一次性耗材的妇科检查,检查完成后医生才会知道该如何处理。关于是否收取耗材费用的问题,有些人认为应该收取,以免医院漏费,有些人则认为不应该收取,因为退费会增加患者的不便捷。在询问该不该收取费用时,却没有人能给出明确信息。于是盛京医院信息部门通过数据统计所呈现的结果查看使用情况,发现使用与否几乎各占一半,这就需要由对应的管理部门来确认采用哪种模式。

关于第二个问题,即统一更新,如 LIS、PACS 和 EMR 等可能存在十几套或几十套系统。如果不进行统一更新,当出现问题时,很难确定是哪个系统出了问题。因此,信息部门要对所有信息系统进行统一更新。这意味着只有在信息部门同意的情况下才能进行更新,即使出现特别紧急的情况,也需要有相应的流程。这样,当出现问题时才能掌握最新情况,知道出了问题的是哪个系统。

3. 离岸开发。第三方人员不必参加需求讨论的早期阶段,但信息中心人员则需全程参与。因为第三方人员对项目初期需求讨论并没有意义,还存在个别部门提出具体技术实现等非业务归属要求;正常情况下,其他部门要明确告知信息部门需求目的即可,不必过多在技术上指导如何实现,技术实现应该是基于现有系统的框架、布局等综合考虑的,也不需要告知把什么内容放在哪个实例、哪个表、哪个字段中了。所以对于离岸开发,应先做需求整理,也就是流程梳理。

4. 统筹规划、区分优先级。项目经理常常要求确定各项任务的优先级,需求整理后发现这些任务都非常重要,难以确定先后顺序。所以建议多项任务同时进行,优先处理最高优先级的问题——Bug。此外,若有行政管理部门要求在特定时间点完成任务,那么可以将其他优先级较低的任务安排在截止日期之后。能够合理把控任务优先级是至关重要的,因此,项目经理的任务管理和把控能力也非常关键。但如果所有工作都要由项目经理来负责,他们会非常疲劳。作为项目经理,需要控制好任务的优先级。

三、能力培养

能力主要是指四个方面的能力。

1.业务能力。很多人认为盛京医院的信息中心和计算机中心没有人写代码或参与EMR的代码编写过程,是否存在技术能力不足的问题?但在实际运行中绝大部分的业务需求都是由两个中心完成的,需求才是源泉。盛京医院信息科室科室人员均可承担医院所有业务需求,无论需求方是否在岗,只要信息中心在,相关业务都能撑得起来。因此,业务能力非常重要,甚至需要比收费处的人更加了解收费的相关问题。

2.技术能力。以前也有很多讨论——医院信息中心主任是否需要学习计算机?要成为信息中心工作人员,必须具备计算机能力。这里并不是指专业知识或证书,而是技能。我们需要了解服务器和数据,否则就可能会被他人"洗脑",导致整个医院跟着合作伙伴走。因此,业务能力和技术能力都非常重要,出身并不是最重要的,能力才是至关重要的。

3.沟通能力。信息中心相关职位超过50%的时间都需要去做沟通。不管对方是院领导、使用部门,还是第三方,当要完成某个需求时,要先与需求方沟通,让对方能够理解我们描述的内容,同时也要理解对方描述的内容,双方达成一致意见。需求实现之后,还应该让使用部门确认新系统、新功能是否和双方描述的相同。通过交流,让对方相信我们能够实现这些目标。当然,我们不能满足对方的不合理需求,否则后果不堪设想。因此,沟通能力也非常重要。

4.判断能力。需要判断某个需求是否合理、优先级别以及需求的进度和效果等。对于某些不合理的需求,不必非要等待主任判断,团队成员要具备独立的判断能力。

四、注重关键环节

在案例分享中,涉及几个关键环节。

首先,需求线下确认。尽管在线上沟通也是可行的,但我们更强调过程管理。需求的确认通常需要多轮反复讨论,相关的讨论可以通过线下沟通进行,也可以使用电话、微信、视频等多种方式,见图2-12。

其次,确认需求后,形成相应文档。需求部门在网络上发起申请,信息中心具体人员进行确认,即当前具体的工作人员完成提出和确认。

再次,管理部门确认,也就是需求提出部门的主任进行确认,表示认可该事项。增加信息科室人员在需求部门主任之前的确认,是为了说明需求经过充分讨论,双方确认需求无误。

最后,当所有相关人员都完成确认后,就可以着手开始工作。

针对上述案例,有两个方面的总结:第一,是精细化管理的体现,因为需求是信息系统建设的来源,规范化和精细化的管理有助于明确需求内容、确定责任和进度的管理,需求管理也是信息中心自我管理的体现。第二,是能力培养和提升手段的体现,需求整理不仅仅是一个业务和技术学习的过程,更是一个融合的过程。通过有效的整理和把控各类需求,能够提升信息中心团队的实践能力,同时也有助于逐步增强信息中心自我提升的能力,见图2-13。

知南课堂

医疗信息化需求----案例分享

需求线下沟通／确认
信息中心具体人员与需求提出
人沟通确认

在网络提出申请
针对确认好想的需求，形
成文档，在网络上以附件
或提交申请

信息中心具体负责人员确认
针对确认的文档，信息中心再
次确认是否准确

提部门主任审批
针对双方都确认需求文档，提
出部门主任确认。

信息中心负责人确认
信息中心负责人确认，并将需
求转到具体的项目经理

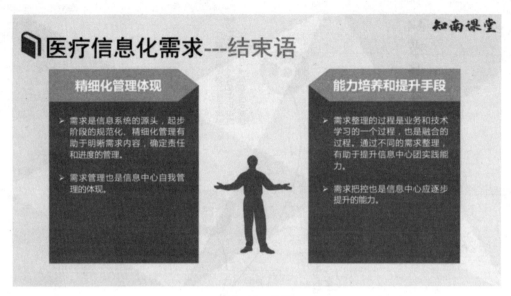

图 2-13　总结

（全宇　中国医科大学附属盛京医院）

第二节　信息化支撑现代医院质量管理

公立医院的高质量发展是目前医院管理的内涵和核心,质量提升刻不容缓。《国务院办公厅关于推动公立医院高质量发展的意见》中提到了三个方向的转变,强调发展方式要从规模扩张转向以质量和效益为主,明确提出让医院提高质量。三级公立医院绩效考核指标体系共有55项指标,其中有24项指标与医疗质量相关。2020版等级医院评审标准也有很大一部分围绕医疗质量,医疗质量管理正是等级医院评审的主线。

政策是医院发展的风向标,这一系列政策无不指明了医院必须强化质量管理建设。在众多医院质量管理探索中,以信息化为依托开启医院质量管理探索是一条行之有效的途径。

一、现代医院质量管理体系

在医院改革和发展的进程中,医院质量管理的概念正在发生变化。以前医院的质量管理是一个比较狭义的概念,它通常具有四个特征:以临床医疗科室作为质量管理的单位;主要依靠医生遵守制度和自觉执行来进行医疗质量控制;主要通过一些传统的指标进行末端质量统计评估等;仅限于医疗技术和医疗效果的质量管理。现代医院的质量管理范围更广泛,不仅包括基础、环节和终末质量,还包括医疗技术质量和服务质量,它是一个全方位、系统化的质量管理概念。

盛京医院质量管理体系经历了质量检验阶段、统计质量控制阶段,目前正逐渐发展到全面质量管理阶段。这一阶段需要实现全员、全程、全面的质量管理,如果没有信息化的参与,这一阶段的目标将无法实现。现代医院质量管理的目标是实现标准化质量管理,《三级医院评审标准(2020 年版)》第二部分提到:由各个质控中心基于大量监测数据提出质量管理指标要求,以推进基层医院标准化质量管理的发展。

现代医院质量管理体系可分为如下六个子体系。

1. 医疗准入体系。当下需要思考每一项手术是否能授权到每一个具体的医生头上,而不是以职级为单位授权;另外,操作和治疗是否已达到精细化的授权也需考虑。

2. 医疗质控体系。需要注意门诊电子病历的形式质控和内涵质控是否已实现,以及病历首页是否已全智能化填报,编码是否已实现智能化分析与提醒等。

3. 医疗评价体系。虽然很多医院采用 DRG 评价方式,但由于费用占比较高会影响临床医疗质量的评价,因此需要寻找更合理的评价方式,并依托信息化实现。

4. 医疗监督体系。其中满意度调查,现在公立医院的绩效考核通常都使用第三方的满意度调查结果。对于医院自身管理来说,整个监督体系除了满意度调查外,还包括投诉、建议等方面,这些方面是否能够闭环处理?每一个问题是否都能够得到妥善解决,并做到有始有终呢?这些都是现代医疗监督需要考虑的问题。

5. 监测和预警体系。这个体系中信息的作用更加重要。现代医院质量管理强调质管质控的前移,因此我们需要主动做好监测和预警,而不是事后分析和处罚。

6. 医疗风险体系。医院可能会发生各种不良事件,我们是否可以利用信息技术来预测哪些情况可能会导致医疗纠纷,以便纠纷办公室能够提前介入处理不良事件?

目前,盛京医院已经成立了质量管理处。以前的质量管理都是由医务处下设的质量管理办公室负责,现在质量管理处和医务处是同级的,质量管理处的地位可见一斑。当初成立质量管理处时,我曾经跟第一任质管处主任交流:你们的工作职责范围应该是医院最广泛的,需要管到所有与质量相关的事情。

二、信息支撑现代医院质量管理

由于组织架构不同,各个医院的质量管理架构可能存在差异。

以盛京医院为例,质量管理采用院科两级的架构。其中:院级质量管理的最高层是医院质量与安全委员会,下设一个专家库来提供支持,专家库成员都是院内资深的临床及管理人员,委员会下设多个分委会;科级质量管理挂靠的管理部门是质量管理处,所以质量管理处的任务非常重。每个科室都设有质量与安全管理小组。科室主任是安全小组的第一责任人,每个科室又设有质管员,主要负责科室内日常具体的质管工作,见图 2-14。

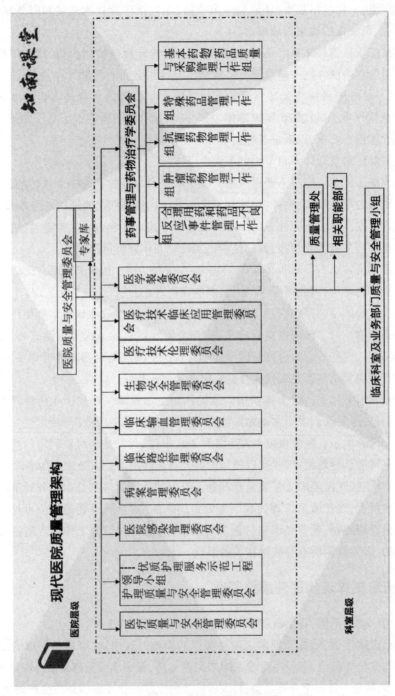

图 2-14　现代医院质量管理架构

信息化对医院质量管理的支撑分为三个板块。其中:第一个板块是综合质量管理,主要围绕病历、感控、用药、不良事件等核心制度相关内容展开。第二个板块是专科质量管理,包括医技科室的质量管理和临床专科质量管理。目前,检验、影像等比较成熟,病理、内镜、电生理等应用正在推广中,最难实现的是临床专科质量管理,目前我国正在大力推广和推动这一方面,因此在信息系统的发展中,我们需要重点关注这一部分内容。第三个板块是国家或省市级医疗质控中心,像盛京医院有省级质控中心和国家级质控中心,这些质控中心也需要信息化的支持。

以药学质管信息化为例,第一阶段只是一个合理用药的概念。第二阶段出现了药品使用的"三板斧"——合理用药、抗菌药物管理和处方点评。第三阶段,我们引入实时审方和 PIVAS 管理,形成了一整套药学质管信息化管理体系。第四阶段,这一体系扩展了用药教育、药品使用追踪等面向患者的服务以及临床药学查房、药历等信息服务,以满足现代医院质量管理中强调的全面、全程、全员的质量管理目标,同时加强面向患者的用药质量管理。图 2-15 展示了盛京医院药学质量管理信息化的发展过程和建设内容,包括:事前审核,也就是传统合理用药;事中干预,人工智能辅助和实时审方;事后点评、住院期间的临床药学药师工作站及药事管理;用药咨询、用药教育和用药追踪等面向患者的服务。经过这一系列建设,盛京医院基本符合了现代医院药学质量管理的需求。

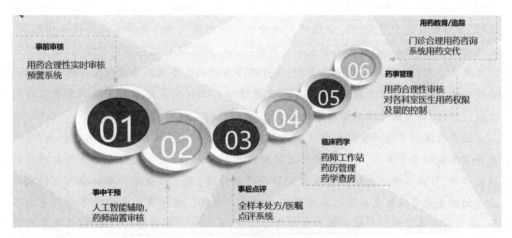

图 2-15 药学质管信息化发展路径

院感质管信息化分四个发展阶段。手工阶段:只允许院感管理人员浏览病历,其他大部分需要手工操作。初级阶段:2013 年院感预警系统上线。当时医院等级评审需要做全院院感管理,完全依靠手工操作是不可能的,所以上线了院感预警系统。发展阶段:院感分为院科两级管理,不再只是院感管理部门关注院感内容,系统预警后临床医生和管理人员需要同时确认或排除院感信息。提升阶段:基于全员、全面、全程的原则,所有相关的信息系统都需要接入。除了预警之外，我们还需要进行宣教，特别是在疫情防控期间需要进行事后分析和实施 PDCA 的改进计划等，持续建设优化。最后，专科质管信息化除了实施检验、影像等比较成熟的系统外，还增加了病理、内镜、血液透析等医技专科质控系统以及急诊、重症等临床专科的质控系统。其中临床专科质控难度极大，目前仅完成了急诊和重症的质控系统构建。

【应用实践分享】

信息化支撑医院质量管理的成功实践并非一蹴而就，而是随着医院发展和科技进步逐步探索、实践、积累而来，我们结合下列实践案例具体分享建设思路和过程。

1.病历质量管理。盛京医院于 2003 年开始使用电子病历，但是质控一直无法达到理想状态。当时院领导要求病案室的质控覆盖率达到 75%，但医院每天需要处理 300~400 份病历，病案室只有 3~4 名质控员，他们无法在有限时间内完成 75% 的质控。院领导问信息部门能否想出解决方案，但当时信息的帮助非常有限，只能进行形式质控。到了 2018年，人工智能发展到一定阶段后，信息部门开始把它引入病历内涵质控，现在病历内涵质控已经非常完善。

总体上，盛京医院病历质量管理经历了四个阶段(图 2-16)：第一阶段是终末手工抽样的基本质控；第二阶段开始电子病历形式质控；第三阶段引入人工智能实现病历内涵质控；第四阶段是全员、全面、全程的三级质控。目前医院病历质控已经到达第四阶段，需要考虑全员、全面、全程的质量管理。其中：全员，指三级质控包括医院层面、科室层面以及医生个人；全程，指门诊病历质控、运行病历质控以及终末病历质控全流程；全面，指除了传统病历外，首页质控也非常重要，需要借助人工智能等技术来实现病案首页自动生成。另外，因为医生编码错误率较高，还需要通过信息技术实现智能编码。

随着医院对于病历质控的要求愈加明确，信息化的需求不断涌现出来。例如：为响应科室级别的质管要求，每个科室都有病历质控员，他们必须每天查看在院患者病历的质控情况，可以只看重大缺陷并查看扣分原因和详情，也可以查看所有扣分项。科室质控员的任务是督促医生在运行病历期间及时改正缺陷。临床医生看到的界面则有所不同，每次打开患者病历时右侧都会显示质管信息，医生可以查看详细内容，这些信息可在事中提醒医生及时修改。又如：除了电脑端提醒还增加了其他手段。在 APP 中设置提醒功能，每天早上给科主任和质控员发送病历质控汇总，告知本科室现在运行病历中存在的问题，需要及时督促修改。在 APP 端提供了主动查询功能，全院每个科室的质控结论情况均可在此平台上展示(包括每个扣分项)，可以直接在手机上查看患者病历情况，以便为院科两级的管理人员提供更方便的方式进行质控。

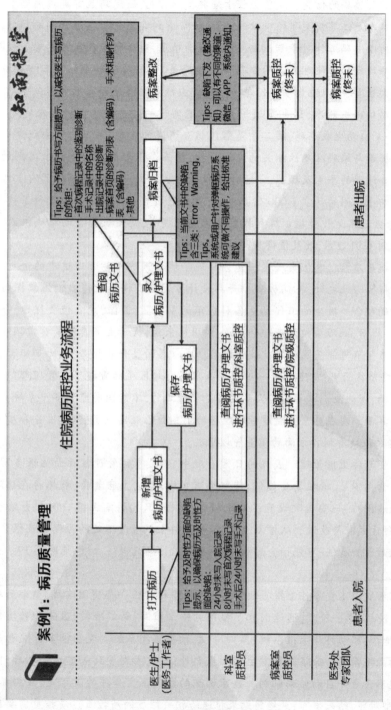

图2-16 住院病历质控业务流程图

病案首页编码的信息化发展历程十分典型。首先,医院病案首页的编码工作非常难做。作者本人是江苏病案质控中心的成员,经常看到群里分析案例并咨询哪个编码可能更合适。所以编码工作对于专业编码员已经很难了,对于临床医生就更难了。即便是盛京医院这样规模的医院也只有两个有证的编码员,他们必须每天编写三四百份病案,工作量实在太繁重,所以他们不可能每份病历都去检查编码是否准确。怎么办?我们引入了一个自动编码机器人,这也是通过人工智能实现的。自动编码机器人有七个主要功能:第一个是自动生成编码,第二个是智能核查遗漏的诊断,第三个是去识别合并编码,第四个是提示与编码准确性相关的内涵质控,第五个是智能地细化残余类别的编码,第六个是核查遗漏的手术及操作,第七个是校验主次诊断。自动编码机器人上线初期,我们选择了四个不同的科室 1 000 份病例,对病案首页自动编码机器人进行了技术可行性测试,在未经过本地化数据训练和模型调优的前提下,病案首页自动编码机器人的编码准确率达到了 91.2%,效果值得期待。

上述病历质控信息化实践案例充分体现了现代医院质量管理追求的全员、全程、全面覆盖目标。除此之外,在病历质控产品设计方面还有许多值得我们继续探讨的方向,比如界面的整合。医生的工作站是各种提示的重灾区,医保、危急值要提示,合理用药、CDSS 也要提示,病历质控又来一个提示,对医生来说,提示太多真的是非常烦人的事情,而且提示多了有可能重点信息就被忽略了。所以界面整合非常必要,比如能否将它整合到 CDSS 提示界面里,重点内容一凸显就很容易引起医生的重视了。管理部门同样需要整合的界面,因为他们需要进行大量的质量管理工作,不能同时监测多个系统,也需要一个整合的界面。现在盛京医院质量管理移动端界面已经实现了整合,医务和质管可以在"职能"这个板块看到各方面的质量管理情况。

2. 不良事件上报管理。医院的日常管理中,不良事件管理往往面临很多困难,比如科室上报意愿不足、填报质量偏低、获取渠道失衡、查询步骤复杂、数据存在缺漏等。为了克服上述困难,一些医院设置了激励措施,例如:只要科室上报一例就会给予一定奖励,但这种方式有待改进。从根本上看,不良事件上报数量不足的原因涉及很多方面,可能怕上报后承担责任,可能怕会影响绩效,也可能怕麻烦懒得上报,见图 2-17。如何改变这一窘境?

盛京医院以不良事件上报管理信息化为抓手探索出一条突围路线,整个历程大致可分为四个阶段:第一阶段,通过国家上报网站手工填写;第二阶段,医院开始使用上报系统;第三阶段,移动终端上报系统;第四阶段,预警监测系统。现在很多医院也开始使用移动端的上报系统。除了让科室主动上报之外,当技术发展到一定水平之后,医院可以考虑实现不良事件自动监测机制。盛京医院的监测不良事件的流程是:数据抓取、数据分析、模型对照、结果发布,最终将结果推送给相关维度的质控员。质控员需要核实这一事件是否确实为不良事件、是否已经上报。如果没有报告,则可以指定科室进行补报。

用药不良反应

■ 干扰项排除
  - 肿瘤科患者
■ 抓取维度
  - 用药后出现过敏、呕吐、皮疹、瘙痒、水肿、气喘、胸闷、寒战、高热、头晕、气促、嗜睡等情况
  - 用药后相关检验指标出现异常，如：使用胰岛素或降血糖药物，导致血糖 <= 2.8 mmol.L^{-1}
  - 使用解救药，如：使用泻药/微生态药物/口服甲硝唑/万古霉素后,并使用抗生素药
■ 数据源
  - 住院记录(HIS)、电子病历(EMR)、医嘱记录(HIS)、移动护理记录、摆药数据(HIS)、检验数据(LIS)

图2-17　用药不良反应数据抓取规则

目前,盛京医院已经实现了五个维度的自动监测,并且在不断地增加。

在不良事件上报系统管理部门的监测界面中,待上报部分是药学部门已确认并且需要科室补充报告的不良事件,质控员可以指定医生去补充相应的内容。这个界面同时可以展示判定依据,解释为什么存在用药不良反应的可能性,以便医生可以快速分辨是不是不良事件。

基于以上案例总结:我们不良事件已经从被动管理向主动监测转变。在此过程中,我们发现了一些新的发展方向。例如,目前国家的不良事件上报网站还没有为医院提供相应的接口,可以考虑引入 RPA 机器人来自动填报;监测预警目前只实行在管理部门,没有实现院科两级的预警,可以建立一个关于不良事件和医疗纠纷的管理模型预测可能发生的问题,以便医患部门提早介入。

3.专科质量管理。盛京医院是国家重症质控中心,因此一些重症质控的指标是由盛京医院牵头制定的。在建设重症专科系统时,我们将质控要点全部融入日常工作中,针对每个班次和每个患者的情况自动匹配相应的工作事项。医护人员交接班时使用一个清单进行检查,如果清单上有任务没有完成则影响交接班。这些任务来自重症专科的质量管理要求,因为这些任务都要在工作的过程中完成,所以很多质控指标都可以自动生成。依托最后的统计数据可以回溯,找到问题的源头。

盛京医院重症专科除了管理住在 ICU 的患者外,还要监管医院其他科室的危重症患者,为此盛京医院建设了重症快速反应小组(critical care rapid response teams,CCRRT) 项目,该项目是专门关注院内危重症患者的快速反应平台。这个项目非常具有挑战性,因为需要收集其他科室的监护系统和监护设备(如呼吸机和监护仪) 产生的高频数据而非波形数据,重症医生会根据这些高频数据进行建模。基于模型,ICU 医生能够早期发现危重患者并及时干预,以减少严重不良事件的发生,见图2-18。

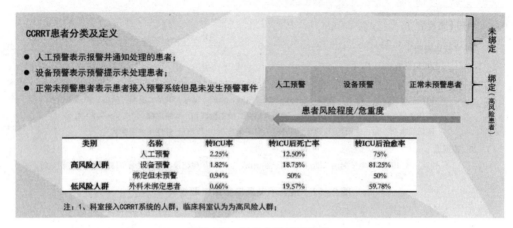

CCRRT患者分类及定义

- 人工预警表示报警并通知处理的患者；
- 设备预警表示预警提示未处理患者；
- 正常未预警患者表示患者接入预警系统但是未发生预警事件

类别	名称	转ICU率	转ICU后死亡率	转ICU后治愈率
高风险人群	人工预警	2.25%	12.50%	75%
	设备预警	1.82%	18.75%	81.25%
	绑定但未预警	0.94%	50%	50%
低风险人群	外科未绑定患者	0.66%	19.57%	59.78%

注：1、科室接入CCRRT系统的人群，临床科室认为为高风险人群；

图2-18 重症专科质量管理

目前,盛京医院最完善的模型是针对脓毒症的模型,实践流程如下。

盛京医院 ICU 安装了一面巨型显示屏,上面显示着院内所有危重症患者的监控内容,不仅包括监护设备数据,还包括院内其他系统的数据内容,系统会根据这些数据自动提示患者的危重程度,医生会根据患者病情的紧急程度进行判断:如果是急需处理的重症患者,他们会马上电话通知管床医生,盛京医院快速反应小组的成员也会到现场协助处理;对于不太紧急的患者,医生可以经由中大医护 APP 通知并持续关注,见图 2-19。医院要求医生对所有监控患者进行闭环管理,确保每一个监测都得到恰当地跟进。对照分析发现:当 ICU 参与治疗其他科室内的重症患者后,这些患者的死亡率明显降低。因此,这个项目非常有意义。

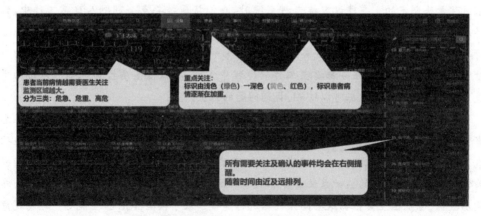

图2-19 重症专科质量管理界面

除了院内的患者,我们还关注合作医院的患者。盛京医院 TeleICU 可以吸纳重症专科联盟的医院,这些医院可以将床位托管给盛京医院重症医生,由盛京医院进行统一管理,前提是盛京医院需要获取联盟医院的所有设备数据和临床数据,辅助医生跟踪远端患者的病情发展。此外,该系统还可以发起会诊等活动,盛京医院每天发布排班表,每个医院都会看到今天是谁坐班完成对应的会诊。目前 TeleICU 的应用效果十分突出:过去我们派了一个 ICU 医生去医联体的医院当科主任,他每周需要开车一个半小时到医院待一天,进行查房等工作。现在,他可以坐在办公室里每天查房,感觉非常方便。但是,TeleICU 这个项目的技术和经费难度都很大,因此到目前为止只接入了八家医院。

实践中作者发现,专科质量管理信息化是一项极具挑战的工作。首先,专科质量管理信息化不是信息人能够单独完成的,需要临床医生投入大量精力。其次,专科质量管理的标准化是一个重要前提,如果没有标准化,信息系统介入就会变得非常困难(好消息是:目前国家正在推动各个质控中心出台相应的质量管理标准和质控内容)。最后,如果认为专科质量管理非常困难,那么可以先从全院血糖管理和全院血压管理等成熟专科入手尝试。

三、总结

总体来看,医院质量管理是医院高质量发展的核心,既是医院管理的核心,又是信息化建设的核心。有句俗话说得好:"知己知彼,百战不殆。"如果你不了解它需要管控什么,你怎么能够做好对它的支撑呢？所以,医院信息化工作者要了解医院质量管理的内涵,这是做好质量管理信息化的前提。此外,我们还要积极地引入新技术来支撑现代医院质量管理,特别是大数据、人工智能、物联网等等。重中之重,现代医院质量管理的信息化建设必须始终围绕全员、全程、全面的原则持续推进。

(史亚香　东南大学附属中大医院)

第三节　IT 治理在大型医疗机构中的实践

一、IT 治理的含义与目标

IT 治理,即采用有效的机制使 IT 的应用能够完成组织赋予它的使命,平衡信息技术和过程的风险,确保组织的战略目标。

在医院的实际应用中,IT 治理的主要目标是希望使项目的管理目标、医院的运营目标、部门的发展目标达成一致,实际上是一个多部门协调的过程。因此,医院的 IT 治理有四个非常重要的特征:第一,治理是一个过程,而且是一个循环上升的过程。第二,治理过程的基础是协调,协调范围包括全生命周期的软件工程的管理、项目管理、设备管理等等。第三,治理既涉及公共部门也包括独立部门。因此,医院的治理不仅是做 IT 的管理,在大型医疗机构的建设中要发动各个部门的主观能动性,充分利用各类资源,做到上下齐心才能做到治理。第四,治理是持续的互动。举个例子:有很多医院可能会碰到一种情况,各个科室都认为自己的项目个性化太强需要建不同的系统,最后同类的系统有很多套,甚至只是厂商不同。例如,内镜、超声、放射、放疗等科室都需要影像系统,科室提出的目标或许略有不同,但从系统层面看,这些系统有不同吗?毕竟无论是哪一个影像类科室的业务流程都是相似的,都是开同样的申请单。如果只建一套系统,能不能更有力地帮助医院发展?在节约费用的同时,能不能让医生的工作更便捷?

治理不等于管理,治理的本质是保障信息技术对业务价值的贡献以及规避信息技术带来的风险。因此,治理不仅是针对管理,还是对可能带来的风险和影响的资源进行管理。因此,治理的使命是保持 IT 与业务目标一致,推动业务发展,促使收益最大化,合理利用资源,适当管理与 IT 相关的风险。

治理和管理的差异在于:治理需要评估利益相关者的需求、条件和选择权,把多部门的需求统一起来朝着医院的总目标去实施,明确优先次序,设定方向并决策,监控绩效和对于共同方向和目标的符合性;管理通过控制项目的进度、质量、成本等一系列活动以实现项目的目标。因此,治理是个过程,管理是种方法。例如:在做 IT 项目立项时十分强调经济效益或社会效益,这是绩效管理的一种方式,属于治理的范畴,重点考虑在治理 IT 项目时怎样把资源目标和绩效管理统筹起来。管理则强调控制项目的进度,一个全生命周期的项目要能够实现一个目标。

治理要求明确责任区分,谁做出的决策谁就要承担责任;而管理对于谁做决策和承担责任是比较弱化的。医院信息技术治理强调的是统筹协调各方差异,包括需求部门、管理部门、使用部门和患者,更加强调制度建设。因此,IT 治理中要求信息部门要有规范和制度,确保在治理的过程中能够多方共同参与,鼓励和支持各方朝着共同目标努力。制度建设的内容包括规范应用管理、需求管理和培训开发,过程中需要不断完善和修订制度。

实际上,治理和管理的关系是治理指导管理,治理强调构建良好的管理环境,管理则强调对资源的运营。对于医院信息部门来说,搞清楚管理和治理的差别,有助于推进医院治理体系的建设和治理能力的提升,是现代化高质量医院信息化建设当中非常重要的内容。

IT 治理在国内外有很多的标准,如图 2-20。目前,各个医院比较熟悉的是 IT 基础架构库(Information Technology Infrastructure Library,ITIL)。为了响应医院发展需求,医院信息中心为临床、管理等做了很多 IT 建设,包括电子病历、HIS、PACS、LIS 等各个系统,那么信息中心有没有自己的管理系统呢?答案是有。很多医院信息中心就是按照 ITIL 的标准去做信息中心的管理。当然在实际中一定要把 ITIL 的内涵再次扩充,即在 IT 治理中,要把部门的目标、策略、战略战术、风险管理捆绑进去,见图 2-21。

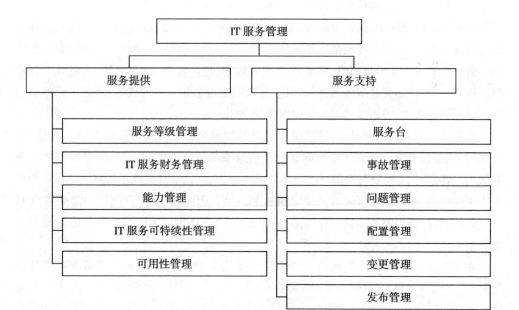

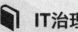 **IT治理主要标准**

1、信息及其相关技术的管理体系模型和最佳实务—COBIT

2、IT基础架构库ITIL (Information Technology Infrastructure Library)

3、ISO/IEC17799:2000（信息安全管理实务准则 ）

4、PRINCE2（有关项目管理支持服务标准）

5、TICKIT（软件质量管理系统保证标准）

6、NIST80O（公认安防信息技术系统原则和实务）

7、COSO综合性框架

三种较为流行的IT治理评价方法：

　　CobIT成熟度模型、PW方法 、 CBSO法

图 2-20　IT 治理主要标准

IT 服务管理

服务提供

服务等级管理

IT 服务财务管理

能力管理

IT 服务可特续性管理

可用性管理

服务支持

服务台

事故管理

问题管理

配置管理

变更管理

发布管理

图 2-21　ITIL 定义及操作性流程

另一个主流标准是 COBIT（control objectives for information and related technology，信息系统和技术控制目标），该标准由美国的 IT 治理协会提出，它将技术过程控制归结为四个控制域，即 IT 规划和组织（planning and organization）、系统获得和实施（acquisition and implementation）、交付与支持（delivery and support）以及信息系统运行性能监控（monitoring）。其中 IT 规划和组织，就是组织的规划要能够面向同一目标，规划范围包括组织保障、人员保障、资源保障。对于医院来说，医院的目标和国家的"十四五"规划的目标必须保持一致，在此前提下医院信息化的建设在这五年中才能顺利实现。系统获得和实施，就是保证项目落地的系统实施策略，每家医院在 IT 管理中都要做的内容。很多医院在信息化建设中过于注重短期效益，每两年就翻新一套系统，对医院或者企业来说都是极大的浪费。交付和支持，是信息化项目上线效果和可靠运行的保障。很多医院比较注重需求收集和建设，但是不注重验收和后续的支持。信息系统运行性能监控，"治未病"同样适用于医院信息系统，通过日常监测发现和排除隐患，信息中心必须重视。

二、IT 治理关注的内容

治理体系、治理策略和技术能力是医院信息化治理的三大要素，其中治理体系是重中之重。医院应该自上而下搭建治理体系，明确参与医院信息化治理各方的权责，实现从管理向治理的转变。

在实际工作中，医院信息中心开展 IT 治理主要关注五大内容。

第一，战略一致（strategic alignment）。关注如何在 IT 计划与组织整体规划和业务计划之间建立关联、如何合理地描述并确认 IT 价值，以及如何使 IT 运作与组织的业务运作相一致。信息中心在做规划时，需要综合国家规划、地区发展、行业前景、医院战略和背景、社会背景及国际背景等各类背景知识，然后制定信息化项目的规划，从而尽量使信息中心的计划与医院、省市的和国家的发展步伐趋于一致。

医院高质量发展的背景下，虽然信息化已经发展为医院的基础设施，但"重建设、轻治理"的现象较普遍。随之带来的问题就是信息系统越建越庞杂、信息化建设与实际业务脱钩。特别是 IT 规划与医院发展战略联系不紧密，不仅造成医院在信息化建设资金和人力上的浪费，而且还给医院业务带来负担和影响。因此，医院信息化建设需要加强 IT 治理体系建设，特别是避免信息化与业务的脱节，让信息化成为医院发展战略规划的核心要素。

在实际操作中需要注意：战略计划不能过于关注细节，不能把战略定成项目管理的计划，要有战略和战术的规划，见图 2-22。

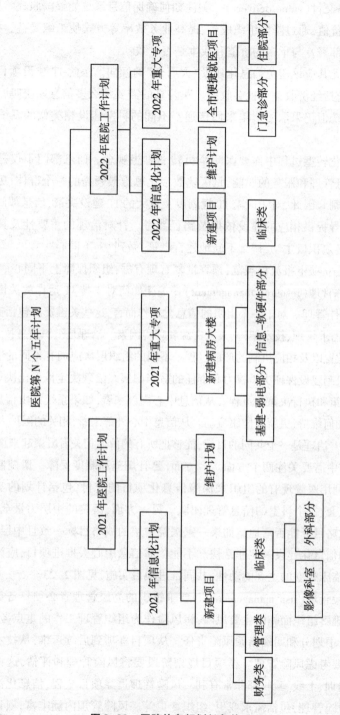

图 2-22 医院信息规划任务关系

第二,价格交付(value delivery)。关注如何确保信息系统能够按照战略要求,实现组织提供承诺的价值,通过降低组织成本、提高业务效率等方式使组织受益。如:项目是否按照战略要求部署?与承诺的价值和成本是否一致?

基层医院尤其应该避免信息化建设"大而全"的倾向。医院 IT 建设项目一定要考虑成本和收益,包括经济收益和社会收益。医院真的需要那么多信息系统吗?有多少是信息孤岛?有系统但仍采取手工单来回传递?不同的科室建设相类似的系统是否重复建设、重复投资?

医院数字化转型过程中需要医院全员转变思想观念。信息部门不仅是一个技术部门,还涵盖信息管理和服务的职能,是医院数字化思维最领先的一个群体,更加理解信息时代的生存法则。因此,对于医院 IT 规划以及重大的 IT 建设决策,信息部门要发挥专业优势为医院领导提供相应的建设依据及路径参考。针对治理的重要性及具体实现路径等,信息部门必须积极主动、持续不断地建言献策,做到"上下同心"。

成败关键:立项申报流程规范;预算批复有理有据;组织保障上下同心。

第三,资源管理(resource management)。关注如何对支持 IT 运作的关键资源进行最优化投资和最佳管理。对于一个组织的信息化运作而言,这些关键资源包括五个方面的内容:应用系统、需求管理、技术架构、人力资源和环境因素。治理是组织信息技术活动中决策权力、责任的配置以及相应机制的形成过程。不同的组织层次应拥有不同的决策权力和责任,并且通过机制建设保证决策权力和责任的适当归属。治理决定谁做出决策、承担责任,管理是制定决策和执行决策的过程。从信息中心内部来看,如果系统是由信息中心自主开发,人员团队如何维持、更新和健康流动?从信息中心外部来看,相关的医护人员、管理者和患者如何管理?治理是一个共同的目标,能够把所有的价值相关者凝聚起来携手前进。

具体操作中需要关注两个方面。一方面,要有规范和制度保障。医院制度每年都会更新,要充分利用医院现有的组织来保障信息化项目的交付,包括计划的实施要列入信息化管理委员会、每个科室的信息管理团队。另一方面,医院的中层力量至关重要,直接决定了医院战略目标能否落地。如果一家医院中层的战略目标一致且中层合作愉快,那么这家医院的信息化建设一定非常快。不能单靠信息中心去推进项目,应该发挥各个职能部门、各个临床科室的主观能动性,共同推进项目实施,见图 2-23。

第四,风险管理(risk management)。要求组织的高层管理者必须具备足够的风险意识,能够充分理解组织面临的主要风险,将风险作为组织管理工作的重点考虑问题,并在组织结构设计中划分和明确指派风险责任。从项目立项到后续运维,从技术选型到选择合作伙伴,都要考虑风险管理。在项目规划阶段要将风险管理和评估,这将对项目后期开发、实施、培训、上线、验收都非常有利。风险管理贯穿项目全程,信息化治理的每个步骤都要进行风险管理,包括需求变更、组织变更等。风险管理内涵丰富,项目中只要把风险管理做好就能把项目管理好,见图 2-24。

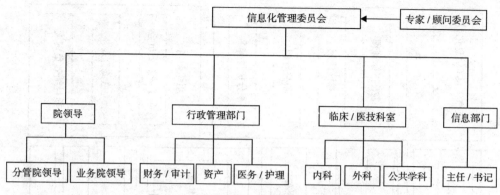

图 2-23 医院信息化管理委员会组织架构

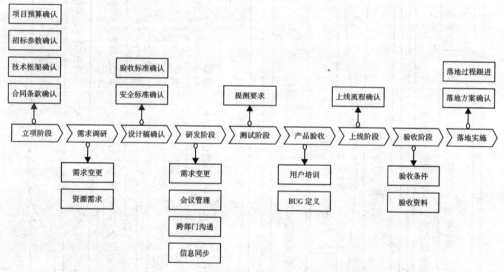

图 2-24 医院信息化管理委员会组织架构

第五,绩效度量(performance measurement)。关注如何科学地对 IT 运作的战略目标实现程度、IT 资源的使用情况、IT 过程的执行情况以及 IT 服务的交付效果进行跟踪和监控。绩效度量最简单的方式就是在立项的时候找到社会效益和经济效益。假如一个部门提出一个需求,没有整体的规划和风险和绩效,就会导致项目收不了尾。

具体实施中,这些方法供参考:首先,项目立项时先做同类产品的评估测试,判断医院是否存在同类产品。其次,差异化需求都要立项吗?是不是只是医院出钱,需求就可以随意地提?答案或许是否定的。如果把项目的需求和绩效捆绑在科室的绩效当中,可能很多项目科室会自行解决,不需要通过信息化建设就能实现。最后,信息中心内部也要进行绩效管理,包括培训、开发、实施、支持、维护的人员都会进行工作量考核,见图 2-25。

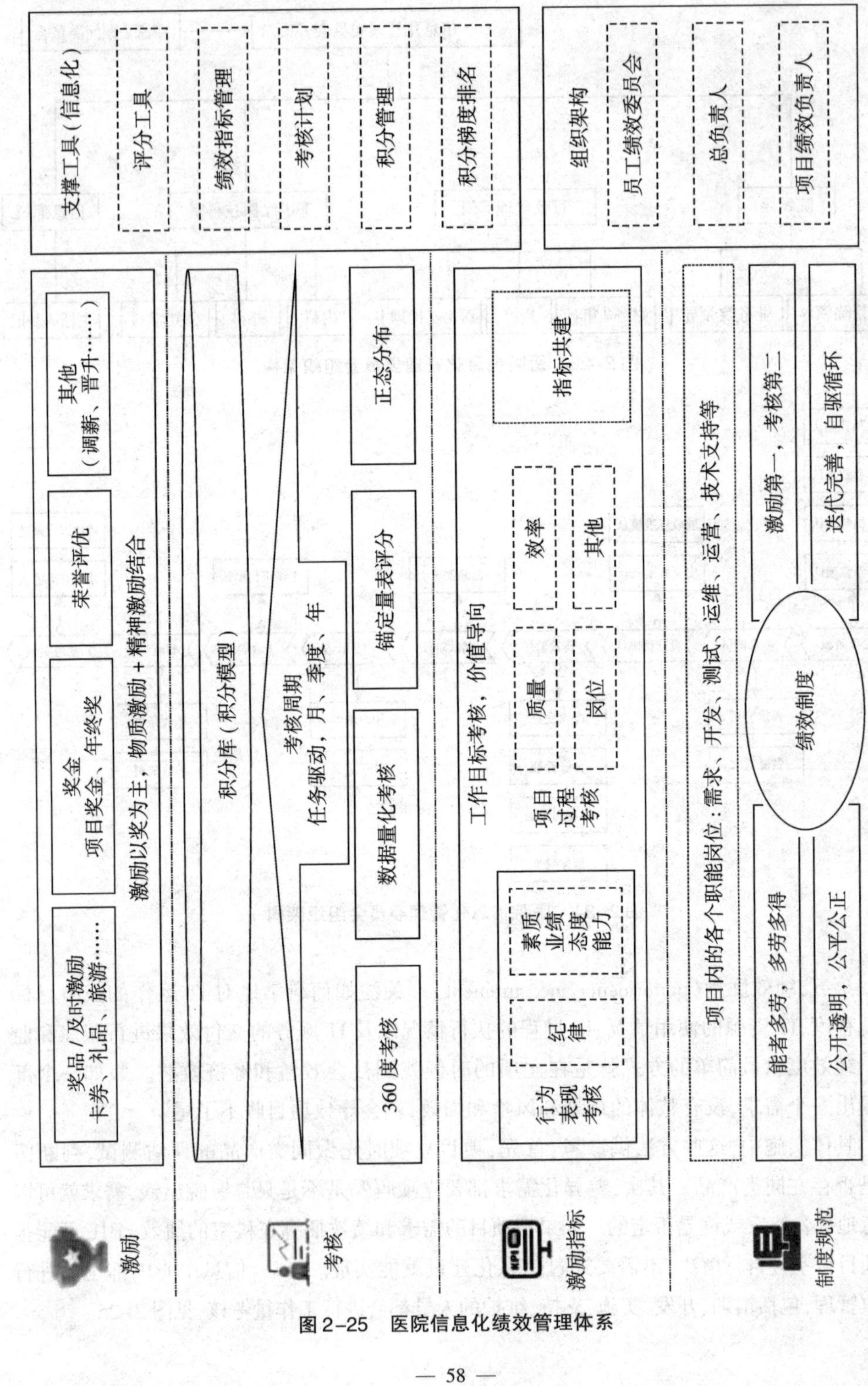

支撑工具（信息化）
- 评分工具
- 绩效指标管理
- 考核计划
- 积分管理
- 积分梯度排名

组织架构
- 员工绩效委员会
- 总负责人
- 项目绩效负责人

激励

激励以奖为主，物质激励＋精神激励结合

- 奖品/及时激励 卡券、礼品、旅游……
- 项目奖金
- 荣誉评优
- 其他（调薪、晋升……）

考核

积分率（积分模型）

考核周期 任务驱动，月，季度，年

- 360度考核
- 数据量化考核
- 锚定量表评分
- 正态分布

行为表现考核
- 纪律
- 素质 业绩 态度 能力

工作目标考核，价值导向
- 项目过程考核
- 质量 岗位
- 效率 其他
- 指标共建

激励指标

项目内的各个职能岗位：需求、开发、测试、运维、运营、技术支持等

绩效制度
- 能者多劳，多劳多得
- 激励第一、考核第二
- 公开透明，公平公正
- 迭代完善，自驱循环

制度规范

图2-25 医院信息化绩效管理体系

在信息化治理的过程中,信息中心需要转变自我,包括意识的转变和方法的转变。

(1)信息中心需要转变意识。①定位要转变,要将原有的以技术为中心转变为以服务为中心;②服务意识要转变,由被动服务转变为主动服务;③工作重点要转变,信息化运维与信息化建设同等重要。

(2)信息中心需要转变方法。①加强自身信息化水平;②利用管理工具提高管理效能;③对项目进行全生命周期的管理。

医院信息人员一定是复合型人才,如果不懂临床业务流程、不懂临床数据,那么很多需求都不能理解,所以信息人必须深入临床和深入管理部门去了解他们提出 IT 需求的真正的目的和想法,才能充分理解、准确掌握需求的本质。正因如此,医院信息中心的建设一定要作为学科建设,要有学科规划和学科发展。

三、IT 系统获得和实施、交付与支持

IT 治理不仅需要组织架构的变革,也需要技术保障,对"医院信息系统建设应该做减法"。基于 PDCA(Plan 计划、Do 执行、Check 检查、Act 处理)形成闭环的项目管理和流程优化。

在医院信息化实践中,需要从项目管理层面把 IT 治理的规划和体系融入信息化建设当中。接到一个项目后,首先在接到需求后,从了解需求到立项的过程中,需要评估风险、设计组织架构予以保障、配备人员,这些都是需求的组成部分;其次进行项目论证,从资金保障、人员保障到实施保障都要进行论证;最后进行风险评估和绩效评估,项目过程中把医院的资源捆绑上去,包括开发资源、培训资源、测试资源、管理资源、需求资源、经费资源。所以,参与医院信息化项目的不仅有信息中心,还有医护、审计、资产、财务等各个部门参与其中,必须充分发挥各个部门的联动作用,这一点非常重要。信息化管理委员会为项目提供组织保障。在实际工作中,信息化管理委员会可以是不定期的,也可以不是全员参与,其主要工作是对一些重大医院项目(包括项目的变更)进行论证,目的是降低 IT 项目的建设风险。当需求明确后,将这些需求纳入系统管理当中,工作人员可以在系统后台对整个项目的建设进度进行实时监测和进度评估,见图 2-26、图 2-27。

如何对每一个项目进行满意度评估?可以从两方面进行考核:一方面,是否达到立项阶段的预期效果和绩效;另一方面,对开发、培训、需求等阶段的完成情况进行评估。基于上述两方面,项目负责人可以实时掌握项目的建设效果,以便及时对项目推进方向进行调整。如果临床从需求阶段就不满意,那就不要过早地进行开发。可以说,开发只占整个项目管理的 20%~30%,需求和测试才是最重要的部分。

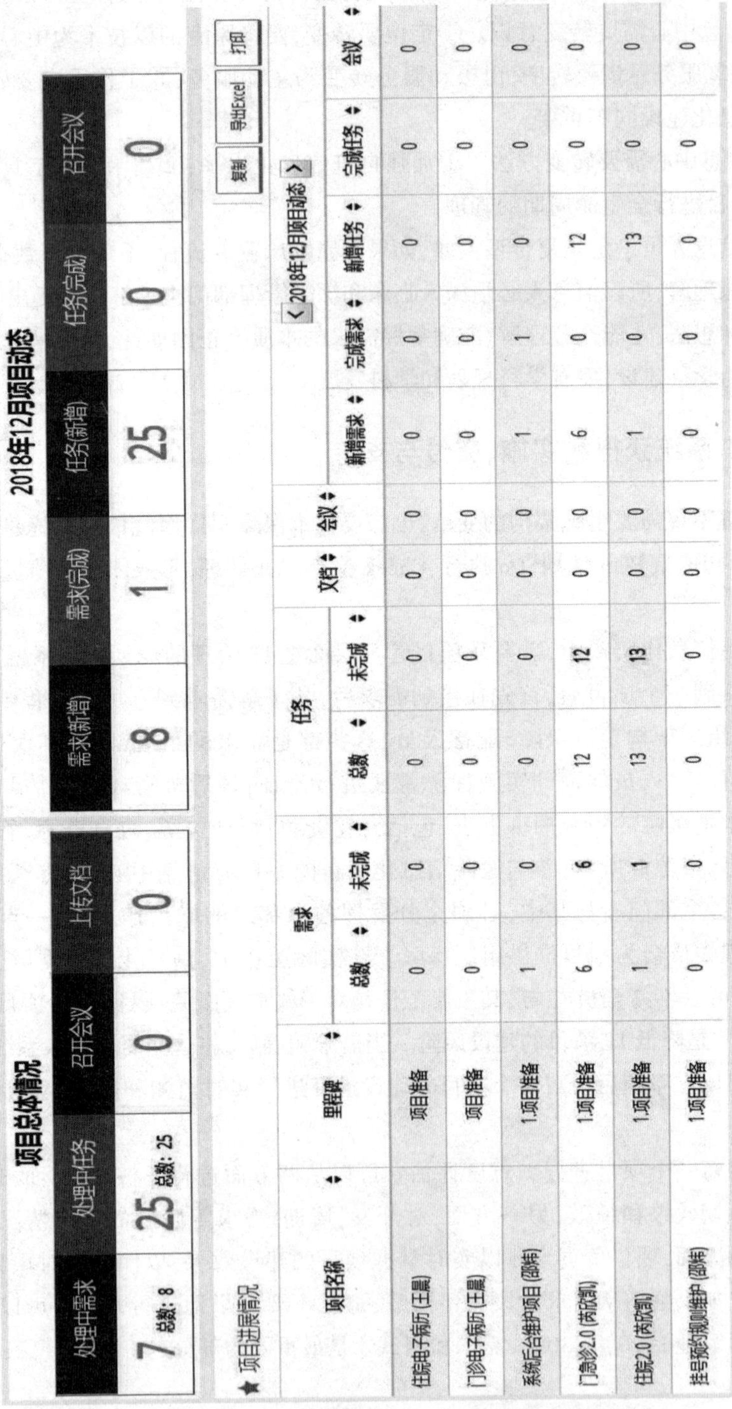

项目总体情况

处理中需求	处理中任务	召开会议	上传文档
7 总数:8	25 总数:25	0	0

2018年12月项目动态

需求新增	需求完成	任务新增	任务完成	召开会议
8	1	25	0	0

复制　导出Excel　打印

★ 项目进展情况

< 2018年12月项目动态 >

项目名称	里程碑	需求		文档	会议	任务		新增需求	完需求	新增任务	完成任务	会议
		总数	未完成			总数	未完成					
住院电子病历(王晨)	项目准备	0	0	0	0	0	0	0	0	0	0	0
门诊电子病历(王晨)	项目准备	0	0	0	0	0	0	0	0	0	0	0
系统后台维护项目(邵伟)	1.项目准备	1	0	0	0	0	0	1	1	1	0	0
门急诊2.0(朱欣刚)	1.项目准备	6	6	0	0	12	12	6	0	6	12	0
住院2.0(朱欣刚)	1.项目准备	1	1	0	0	13	13	1	0	1	13	0
挂号系统现场维护(邵伟)	1.项目准备	0	0	0	0	0	0	0	0	0	0	0

图2-26　医院信息化项目建设过程全进度控制

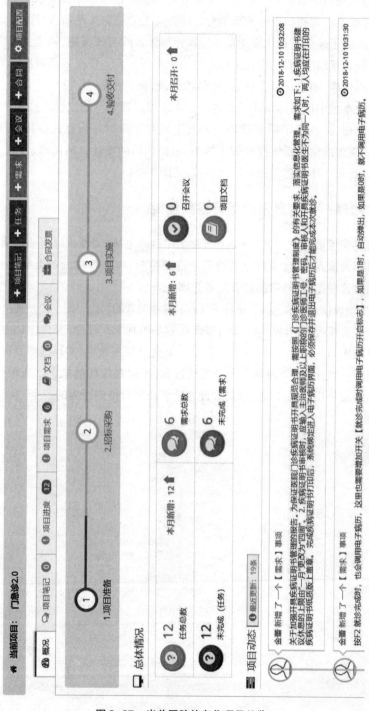

图 2-27 当前医院信息化项目总览

强调一点:知识库的积累很重要。无论开发、运维,还是版本发布、Bug 平台、用户培训,都要进行积累。这些知识库的积累对后续新员工的培训甚至新项目的建设都有极大的参考价值。为了确保信息化应用系统授权管理体系的有效实施,须建立相应的信息化应用系统授权管理制度,明确授权流程及各级职责等内容。授权管理制度作为授权管理的依据及执行标准,须包含以下内容:账号的管理、角色的管理、授权的管理。这三部分是一个信息化系统中授权体系涉及的主要工作。授权管理不能仅仅从技术角度考虑,在管理上更要重视,将技术手段和管理手段两手抓起才能做好信息化应用系统的用户授权,从而建立完善的信息系统授权管理体系,包括代码的审计。从需求、开发、Bug 修复,到交付和运维,每一步骤都需要有审计跟踪,见图 2-28。

四、IT 治理——信息系统运行性能监控

IT 治理体系需要融入日常工作中,日常工作目标包括:实现故障报修的闭环管理,以项目协作管理为重点,实现项目建设过程全进度控制,实现各种设备类型的巡检过程定义和现场巡检管理,实现科室的综合业务管理。

总结:IT 治理就是在信息技术条件下所有利益相关者的利益均衡。IT 治理从制度层面规范组织结构、业务流程、管理模式等,既可以做到在法律、规章方面的依从性(compliance),也可以做到信息技术与业务的一致性(alignment),为企业提高效率、实现战略目标、规避信息技术风险服务。因此,IT 治理是一个动态的过程,不存在最佳的机制。应根据所处的组织环境及组织文化设计 IT 治理机制,如此才能够鼓励所希望行为的产生,这是 IT 治理的复杂性所在。

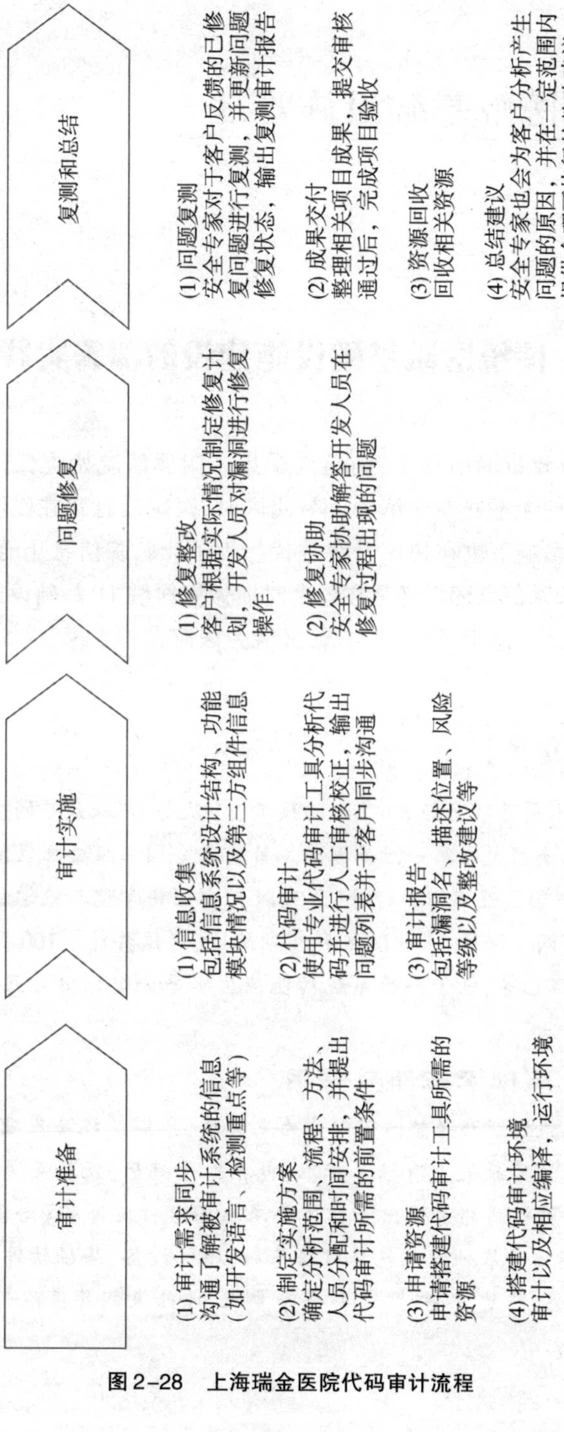

审计准备

(1) 审计需求同步
沟通了解被审计系统的信息（如开发语言、检测重点等）

(2) 制定实施方案
确定分析范围、方法、人员分配和时间安排，并提出代码审计所需的前置条件

(3) 申请资源
申请搭建代码审计所需的资源

(4) 搭建代码审计环境
审计以及相应编译、运行环境

审计实施

(1) 信息收集
包括系统设计结构、功能模块情况以及第三方组件信息

(2) 代码审计
使用专业代码审计工具分析代码并进行人工审核校正，输出问题列表并于客户同步沟通

(3) 审计报告
包括漏洞命名、描述位置、风险等级以及整改建议等

问题修复

(1) 修复整改
客户根据实际情况制定修复计划，开发人员对漏洞进行修复操作

(2) 修复协助
安全专家协助解答开发人员在修复过程遇到出现的问题

复测和总结

(1) 问题复测
安全专家对于客户反馈的已修复问题进行复测，并更新问题修复状态，输出复测审计报告

(2) 成果交付
整理相关项目成果，提交审核通过后，完成项目验收

(3) 资源回收
回收相关资源

(4) 总结建议
安全专家也会为客户分析产生问题的原因，并在一定范围内提供合理可执行的整改建议

图 2-28　上海瑞金医院代码审计流程

第三章　医院基础设施管理

第一节　传统医院基础设施建设的部署实践与思考

近年来，在医改政策的引导下，南昌大学第一附属医院始终保持飞速发展，从诊疗、服务到科研、管理无不处在变革中。与此同时，医院信息化在医院发展、政策引导和科技创新的多重影响下也在快速升级迭代。为了让医院信息化能够稳定可靠地支撑医院创新发展，医院信息部门必须在各个时期做好医院 IT 基础设施的规划部署，以保障 IT 资源既能满足当前医院发展需求，又能为医院在接下来 3～5 年的发展留出足够空间。

【应用实践分享】

南昌大学第一附属医院历经 80 年余的风雨，11 次易名，从最早的中正医学院教学医院，发展成为现在的南昌大学第一附属医院。目前在全国三级公立医院绩效考核等级是 A+，连续 7 年进入中国医院百强排行榜（复旦版），中国科学院二级学科的科技量值排名第 27 位。医院现有两个院区：东湖院区和象湖院区，床位共计 6 100 张。互联互通标准化成熟度测评为五级乙等、电子病历系统功能应用水平分级评价为五级、国家智慧服务分级评估为三级。

一、医院 IT 基础设施部署要求

医院 IT 基础设施规划部署整体可以分为三大块，分别是机房基础要求、硬件设备要求、基础软件要求。国家政策上有很多标准，包括电子病历、互联互通、三级医院的评审标准都对 IT 基础设施规划部署提出了具体要求。2018 年颁布的《全国医院信息化建设标准与规范》明确指出了基础设施包括机房基础、硬件设备、基础软件，在安全防护方面做出了数据中心安全、终端安全、网络安全等要求，以此来指导医院信息化基础设施建设，见图 3-1。

机房基础要求
● 基础要求（面积、承重等）、基础装修（防静电、防尘）、电气管理
安防管理（监控、门禁等）、综合管理（温度、湿度、电源等）

硬件设备要求
● 服务器设备、存储设备、网络设备、安全设备、终端设备

基础软件要求
● 操作系统、中间件、虚拟化软件、数据库系统、数据分析工具

图 3-1　基础设施规划部署相关要求

　　1.机房基础要求。机房基础主要分为五点：基本要求、基础装修、电气管理、安防管理和综合管理。基本要求方面，二级医院要求主机房的面积≥60 平方米，三级医院要求主机房的面积≥100 平方米，除此之外，还有承重、楼层高度等要求。基础装修方面，则是对地板、顶面、墙面、照明、温湿度、消防和网络布线等方面的要求。其余的配电管理、安防管理、综合管理具体的要求，医院建设过程中遵循相关规定即可，见图 3-2。

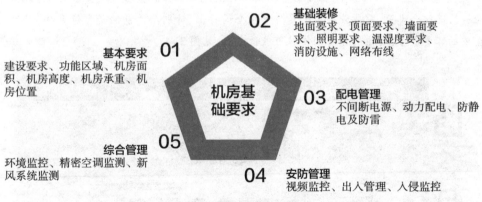

基本要求 **01**
建设要求、功能区域、机房面积、机房高度、机房承重、机房位置

02 **基础装修**
地面要求、顶面要求、墙面要求、照明要求、温湿度要求、消防设施、网络布线

机房基础要求

03 **配电管理**
不间断电源、动力配电、防静电及防雷

综合管理 **05**
环境监控、精密空调监测、新风系统监测

04 **安防管理**
视频监控、出入管理、入侵监控

图 3-2　机房基础要求

　　2.硬件设备要求。一般来说一家医院要考虑建设的有内网、外网、设备网以及数据中心的网络，同时也有部分医院建设有线网和无线网；在网络部署设计中要注意无线网络的安全问题，尤其要注意分区、分域进行隔离防护。

3. 存储的要求。存储在规划时首先要考虑建设范围,考虑医院有多少的业务量,要部署哪些软件,再计算这些软件需要多少的存储资源,不论计算机资源还是存储资源都进行了解以后,再根据它的业务的重要性去思考下一步应该怎么样去建设。以 HIS 举例,在考虑所需功能的同时,要把系统架构设计及选型做出来,再根据这些去填充资源统计表。在这个过程中做出一些选择,比如选择何种储存介质,最后都要统计到资源统计表上。这样在采购、建设的时候,就是方案设计和部署与实施所采用的依据,见图3-3。

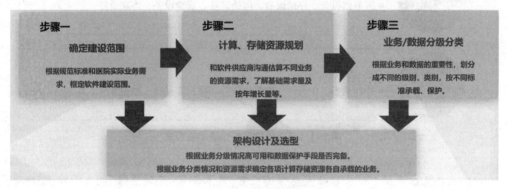

图3-3 存储设备规划

从以往的经验来看,二级医院虚拟机数量大概在40~70台,存储容量在40 TB左右。考虑到未来全面的虚拟化会多一些,业务系统可以使用全闪存建设。三级医院跨度会大一些,虚拟机在60~170台,总数据量在30~150 TB。具体配置数量要根据医院的软件、业务情况综合部署,重要业务最好是部署在全闪存上,特别要注意的是影像系统,因为它需要的容量最多,其他的系统门槛就可能低一些,见图3-4。

	虚拟机量	总数据量	是否虚拟化	是否全闪存	数据备份	医联体要求	演练环境	PACS要求
二级医院	40~70台	40TB	可以考虑全面虚拟化	重要业务考虑选择全闪	双活+备份或容灾+备份,双活或容灾主要保障核心业务系统,满足等保要求	/	/	/
三级医院	60~170台	30~150TB	根据软件需求酌情选择是否虚拟化	重要业务尽量部署在全闪上	建议双活+备份+容灾都采用,根据业务分级情况确定覆盖面	根据医院实际情况看是否要考量医联体、医共体或集团医院的初步需求	考虑建立演练测试环境,定期做容灾和备份恢复的演练,为特殊情况做好准备	影像系统需要特殊考虑

*以上建设规模数据根据一般同级别医院经验值统计,部分特殊情况需要额外考虑。

图3-4 二级及三级医院硬件设备要求

根据相关标准,一般二级医院大概有100～500张床位,分散的医院职能部门可能位于不同的楼宇,如果确实有不同楼宇,一定要设立接入层和汇聚层。在使用不同楼宇汇聚层的交换机与中心大楼的交换机去连接时,建议使用三层网络架构,然后根据医院建设的实际情况进行一些网络的融合,比如内网和外网。

对于三级医院,床位在500个以上的,内网、外网、设备网一定要分开建设。因为分开部署,可以有很高的安全性,而在三级医院对电子病历、互联互通、智慧服务相关的评估要求中网络与数据安全是放在第一位的。

提到安全,自然要提等级保护。国家要求二级医院业务信息系统不低于等保二级,三级医院的核心业务信息系统不低于等保三级。医院可以梳理一下相关系统,比如HIS、LIS、PACS建议安全性要求达到三级,管理类系统如人事系统等根据安全性要求则达到二级即可,同时在部署的时候一定要考虑到终端设备的数量、品类等问题,见图3-5。

- 决定等保级别的两个要素:1.等级保护对象受到破坏时所侵害的客体。2.对客体造成侵害的程度。
- 等保2.0要求:二级医院不低于等保二级,三级医院的核心业务信息系统不低于等保三级。

序号	信息系统类别	说明	可能侵害的客体	定级建议
1	面向患者提供服务的系统	如:HIS、网站等	社会秩序、公共利益,公民、法人和其他组织的合法权益	三级
2	管理病人隐私、商业秘密的系统	如:LIS、PACS、电子病历等	社会秩序、公共利益,公民、法人和其他组织的合法权益	三级
3	医生、护士业务管理的系统	如:不良事件管理系统等	社会秩序、公共利益,公民、法人和其他组织的合法权益	二级
4	面向内部行政管理的系统	如:人事管理、OA等	公民、法人和其他组织的合法权益	二级

图3-5 等保级别要求

二、医院IT基础设施建设步骤

1.数据中心建设经历了三个阶段。

第一阶段:东湖数据中心。早期只有一个单数据中心,医院所有数据都在其中。机房建在门诊楼10层。当时采用双机热备,但总有一台出故障,让我们很担心。

第二阶段:单院区双活数据中心。2015年增加了东湖院区外科10楼的灾备机房,建成了单院区的双活数据中心。双活数据中心帮我们挡了几次灾难性事故。

第三阶段:双院区双活数据中心。2019年,象湖院区数据中心建成,两院区采用同一套系统,实现数据双活,双院区形成统一管理。

2. 机房建设实践。南昌大学第一附属医院机房严格依据《数据中心设计规范》GB 50174—2017 相关规范,按 B 类机房的建设标准进行了项目的设计及施工。其中:象湖院区 5 楼数据中心的机房总面积达到 754 平方米,依托裸光纤与东湖院区数据中心形成双活。目前,共有服务器 96 台、虚拟机 928 台,为接下来的计算资源扩展留出空间,见图 3-6。

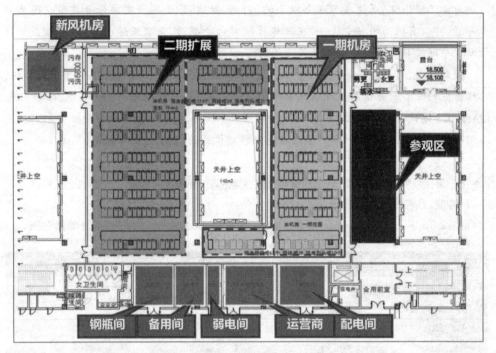

图 3-6　象湖院区 5 楼数据中心机房分布

3. 网络安全建设实践。两个院区统一构建大二层网络,满足虚拟机跨院区漂移需求,为构建双活数据中心提供网络保障,所有网络设备统一纳管,实现统一运维、统一认证。为保障可靠性,利用 4 台 40 G 波分设备,租用运营商裸光纤,实现跨院区数据中心互联,满足数据中心大流量跨院区稳定、高效传输。每个院区内网、外网、设备网分开部署,链路、设备、出口链路冗余,采用两家运营商网络,内网核心与汇聚设备两台虚拟化部署,保障可靠性,安全满足等保三级建设要求。利用软件定义网络(SDN)构建双活网络,实现设备自动化上线,网络、安全等资源可视化管理,大屏展示网络设备的运行状况。安全管控平台,对整体网络安全状态以及未来的网络安全状态进行评估和预测,进而给出相应的分析报告和安全状态预警处理。

4. 计算存储建设实践。全院计算存储资源采用虚拟化部署,核心业务实现跨院区双活,两个院区总共有 56 个超融合节点,两个院区的所有业务全部放置在三片区域进行计算和存储,初步形成了跨院区的私有云建设。超融合+分布式文件存储相结合,业务互通、数据互通、虚拟机任意漂移,满足电子病历六、七级,互联、互通五级(甲、乙)要求。

5. 基础软件要求。在基础软件要求方面,医院要根据自己的业务需求和医院功能定位去采购软件系统,在这个过程中最重要的是要搞清楚自己的业务需求,再根据实际业务需求去采购相应的软件系统。

三、医院 IT 基础设施建设常见问题与针对性建议

1. 医院 IT 基础设施在部署和实践过程中总是会遇到很多问题。在此梳理了一些主要存在的问题,希望给各个医院提供一些帮助。

第一,机房选址方面,要注意在大楼的设计阶段就要考虑机房选址的相关问题,比如承重、配电线缆的布放端、接地线等,一定要参照相关建设标准,再结合自身业务和设备需求综合考虑,见图 3-7。

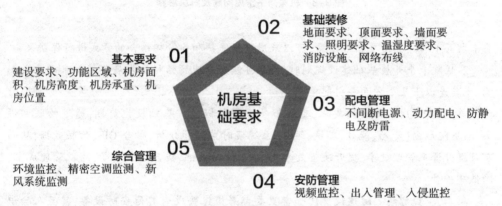

图 3-7　机房建设常见问题

第二,可扩展性和容灾方面,要根据医院业务发展情况考虑到机房的扩展、容灾、双活等问题。如果一点冗余空间不留,那么医院业务一旦扩张事情就会很麻烦。

第三,网络规划方面也要考虑留出足够的带宽,现在虚拟化对带宽的要求也在增高。同时要防止网络的关键节点是单链路的情况,关键位置一定要做一些网络设备的堆叠和双链路的连接,见图 3-8。

第四,信息安全方面。医院买的安全设备越来越多,可是总有堵不上的漏洞和防不住的病毒、攻击。怎么办?在医院专业人员有限的情况下,能否考虑购买打包的安全保障服务呢?按照服务模式,分期付款,服务商按需提供安全服务工具,一次性资金占用较少,安全设备不需单独采购;提供专业安全服务人员协助院方解决安全风险,及时解决安全风险事件,并进行等级保护全流程建设;服务厂商与院方签订免责协议,若因安全事件导致监管机构罚款等直接经济损失,厂商进行赔付。

第五,计算存储方面要特别注意的是影像数据的容量大、增长快的特点,且影像数据

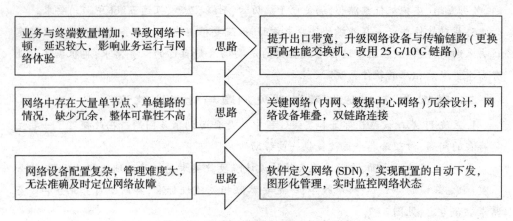

图3-8 机房网络常见问题及解决思路

要求留存15年,更是要格外注意,可以采用数据保护和备份相结合的方式进行保护。

2. 医院未来开展基础建设规划时,要尽可能充分地预估科技发展可能带来的重大影响,尤其是以下几个方面要引起重视。

第一,要考虑物联网的要求,重视万物互联的概念。基础设施前期,通过物联网设备,对医院后勤(资产、能效、环境、运维)系统实时监测和分析,融合 GIS、物联数据,从而有效提升资产管理效率、提升决策效率、提高报修时效性、提升运营质量,降低管理成本、降低碳排量。

第二,重视智慧安防建设。比如哪里要部署摄像头或者其他安防设备,甚至人脸识别、打卡、报警等,也可以根据实际情况进行规划。

第三,逐步开展信创改造。建议医院结合自身实际情况适度开展一些信创改造。信创改造的核心内涵就是核心技术、关键零部件、各类软件全都国产化,自己开发、自己制造,不受制于人。

第四,云机房也是一大趋势。云机房的最大优势在于成本,尤其一次性投入、软件成本都比较低,在运营商的帮助下维护相对容易一些,拓展也更加方便,对于很多经费不足的医院上云是比较方便的。但是要注意有些业务对及时性要求很高,云服务的及时性是否达标是要格外考虑的。此外,云服务对医院的管理有没有带来优势,医院要自己思考,当然也可以云机房和自建机房相结合。

医院基础设施建设中,机房的建设与管理是至关重要的一环。本文将从以下几个方面探讨相关内容。首先,探讨医院机房建设过程中需要关注的问题。其次,讨论机房建设之后的管理方法。最后,结合国家的两个主要测评——电子病历应用水平分级评价和医院信息平台互联互通评级,通过测评指标体系了解机房及相关内容,最终进行简要总结。

(一)医院机房建设

2017年国家推出了《数据中心设计规范》后,机房也可以被称为数据中心。无论是机房还是数据中心,其在医院信息化建设中的定位都是明确的。最新的规范定义数据中心为:集中放置电子信息设备的建筑场所,可以是一栋或几栋建筑物,也可以是一栋建筑物的一部分。主要内容包括主机房、辅助区、支持区和行政管理区。此外,规范中还提出了一些基本原则,包括技术先进、经济合理、安全适用、节能环保等,以指导数据中心的设计。

GB 50174规范中,医院信息中心应该关注的要点内容如下。

1. 明确机房的定级。例如,三级医院要求建设符合B级标准的机房。符合以下两个条件的机房将被定为B级:如果机房中的系统中断将会造成相当大的经济损失,并且系统中断后将会导致公共场所秩序混乱。数据中心基础设施各组成部分宜按照相同等级的技术要求进行设计,也可按照不同等级的技术要求进行设计。当各组成部分按照不同等级进行设计时,数据中心的等级按照其中最低等级部分确定。B级数据中心的基础设施应按冗余要求配置,在电子信息系统运行期间,基础设施在冗余能力范围内,不应因设备故障而导致电子信息系统运行中断。

2. 机房选址与设备布置。机房选址方面:设置在建筑物内局部区域的数据中心,在确定主机房的位置时,应对安全、设备运输、管线铺设、雷电感应、结构荷载、水患及空调系统室外设备的安装位置等问题进行综合分析和经济比较。关于机房选址有几点需要重点关注:首先,结构的荷载,也就是加固问题。理想状态下机房会有一个合适的楼层,但实际情况中有时机房不得不建在既不是最顶层也不是最底层的中间位置,这个时候就要重点考虑一下加固的问题。还有是机房的组成,机房应该由主机房、辅助区、支持区和行政管理区几个功能区组成。其中,在做新院的机房规划的时候,一定要充分考虑在辅助区、支持区之外,还要特别考虑行政管理区,起码要考虑到信息中心同志值班的问题。设备布置方面:数据中心内的各类设备应根据工艺设计进行布置,应满足系统运行、运行管理、人员操作和安全、设备和物料运输、设备散热、安装和维护的要求。其中,需要注意设备和物料的运输,因为大型的医疗设备可能会遇到一些意料之外的问题,避免设备到达后需要把门拆掉来运输之类的问题发生。容错系统中相互备用的设备应布置在不同的物理隔间内,相互备用的管线宜沿不同路径铺设。同时,主机房内通道与设备间的距离应符合下列规定。

(1)用于搬运设备的通道净宽不应小于1.5米。

(2)面对面布置的机柜(架)正面之间的距离不宜小于1.2米。

(3)背对背布置的机柜(架)背面之间的距离不宜小于0.8米。

(4)当需要在机柜(架)侧面和后面维修测试时,机柜(架)与机柜(架)、机柜(架)与墙之间的距离不宜小于1.0米。

3. 环境要求。环境要求主要指温度、露点温度以及空气粒子浓度。除此之外,还要考虑噪声、电磁干扰、振动及静电的环境因素。比如:垂直以及水平方向的振动加速度不应>500毫米每平方秒,因此如果建筑下面存在地铁等公共交通设施,这栋建筑就不太适合去布置机房。

4.建筑与结构。主机房净高应根据机柜高度、管线安装及通风要求确定。新建数据中心时,主机房净高不宜小于3.0米。主机房和辅助区不应布置在用水区域的直接下方,不应与振动和电磁干扰源为邻。数据中心宜单独设置人员出入口和货物出入口。数据中心内通道的宽度及门的尺寸应满足设备和材料的运输要求,建筑入口至主机房的通道净宽不应小于1.5米,医院在做机房设计的时候一定把空间预留足。数据中心围护结构的材料选型应满足保温、隔热、防火、防潮、防尘等要求。外墙、屋面热桥部位的内表面温度不应低于室内空气露点温度。要注意主机房不宜设置外窗。主机房室内装修应选用气密性好、不起尘、易清洁、符合环保要求、在温度和湿度变化作用下变形小、具有表面静电耗散性能的材料,不得使用强吸湿性材料及未经表面改性处理的高分子绝缘材料作为面层。主机房地面设计应满足使用功能要求,当铺设防静电活动地板时,活动地板的高度应根据电缆布线和空调送风要求确定。

5.空气调节。医院机房的空调设置有两条注意事项:一是数据中心与其他功能用房共建于同一建筑内时,应该设立独立的空调系统,主机房与其他房间宜分别设置空调系统;二是机房要配空调负荷,如图3-9所示。

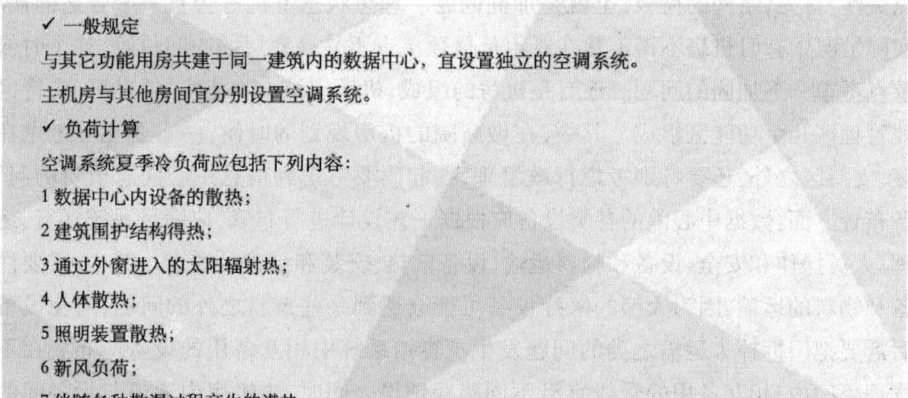

✓ 一般规定
与其它功能用房共建于同一建筑内的数据中心,宜设置独立的空调系统。
主机房与其他房间宜分别设置空调系统。
✓ 负荷计算
空调系统夏季冷负荷应包括下列内容:
1 数据中心内设备的散热;
2 建筑围护结构得热;
3 通过外窗进入的太阳辐射热;
4 人体散热;
5 照明装置散热;
6 新风负荷;
7 伴随各种散湿过程产生的潜热。

图3-9 机房所配空调负荷

空气调节中还需要规划气流组织,尤其是模块化设计的空调必须充分考虑气流的合理性。主机房空调系统的气流组织形式,应根据电子信息设备本身的冷却方式、设备布置方式、设备散热量、室内风速、防尘和建筑条件综合确定,并宜采用计算流体动力学对主机房气流组织进行模拟和验证。设备的选择,空调系统无备份设备时,单台空调制冷设备的制冷能力应留有15%~20%的余量。空调设备的空气过滤器和加湿器应便于清洗和更换,设计时应为空调设备预留维修空间,医院机房最好使用静音空调。

6.电气。医院机房的电气规范包括供配电、静电保护、防雷与接地等方面。无论是改造的机房还是新建的机房,医院在建设初期的需求通常比较明确。然而,随着医院信息化规模的不断扩大,供配电的冗余空间是否充足变得尤为重要。一般医院机房未来需要承载更多的业务,因此需要更多的资源配置。此外,机房的改建也非常复杂,如果最初预留的备用容量不足,后续增加的难度将会非常大。因此,供配电方面一定要预留备用容量。电子信息设备宜由不间断电源系统供电。不间断电源系统应有自动和手动旁路装置。确定不间断电源系统的基本容量时应留有余量。还有就是UPS、静电的防护、防雷与接地。静电保护方面,医院主机房和安装有电子信息设备的辅助区,地板或地面应有静电泄放措施和接地构造,防静电地板、地面的表面电阻或体积电阻值应为2.5×10^4~1.0×10^9 Ω,且应具有防火、环保、耐污耐磨性能。防雷与接地方面,数据中心内所有设备的金属外壳、各类金属管道、金属线槽、建筑物金属结构等必须进行等电位联结并接地。

7.电磁屏蔽。一版规定,对涉及国家秘密或企业对商业信息有保密要求的数据中心,应设置电磁屏蔽室或采取其他电磁泄漏防护措施,电磁屏蔽室的性能指标应按国家现行有关标准执行。尤其是一些部队医院或承担保健任务的医院,可能涉及数据安全问题,一定要考虑电磁屏蔽。

8.网络与布线。数据中心网络系统应根据用户需求和技术发展状况进行规划和设计。数据中心网络应包括互联网络、前端网络、后端网络和运管网络。前端网络可采用三层、二层和一层架构。数据中心布线系统设计,除应符合本规范的规定外,辅助区、支持区和行政管理区布线系统的设计尚应符合现行国家标准《综合布线系统工程设计规范》GB 50311 的有关规定。医院在规划阶段同样需要预留出相应的空间,因为随着机房后续使用,新增的设备或者新接进来的线会比较多,要尽量保持它的整洁度。可见在机房建成之后,后期的运维和管理工作也是需要投入很大精力的。

9.智能化系统。首先,为确保数据中心的高效运行,应设立一个总控中心。总控中心宜设置单独房间,系统宜接入基础设施运行信息、业务运行信息、办公及管理信息等信号,具备监控机房内各设备的运行情况的能力,并能够及时接收相关报警信息。其次,机房应当安装环境和设备的监控系统、安全防范系统以及火警自动报警系统。再次,安全防范系统宜由视频安防监控系统、入侵报警系统和出入口控制系统组成,各系统之间应具备联动控制功能。安全防范系统宜采用数字式系统,支持远程监视功能。最后,医院在机房建设过程中,应当与消防部门合作,确保火灾自动报警系统的有效性。一旦发生突发情况,消防部门可以更快地采取行动及时处理。

10.给水排水。要注意数据中心不应该有与主机房内设备无关的排水管道穿过主机房,进入主机房的给水管应加装阀门。此外,数据中心的给水排水管道应采取防渗漏、防结露措施,穿过主机房墙壁、楼板的管道也应该设置密封的套管。

11.消防安全。B级和C级机房要设置气体灭火系统,数据中心应设置火灾自动报警系统,并应符合现行国家标准《火灾自动报警系统设计规范》GB 50116的有关规定。数据中心的耐火等级不应低于二级。设置气体灭火系统的主机房应该配备专用的空气呼吸器或者氧气呼吸器。此外,还要注意防鼠害和防虫害,比如UPS电池室可能需要放粘鼠板。

(二)医院机房管理

对于医院信息中心而言,机房管理的首要任务是预防事故的发生。在机房管理中,常见的事故包括电气事故、火灾事故、设备损坏事故以及通信阻断事故。一旦出现事故,机房管理人员应该及时采取必要的措施,确保机房的安全和稳定运行。

引起火灾的常见问题包括私拉电源线和乱接电线,可能导致短路和明火。机器的箱体温度过高,长时间得不到很好的散热,也是一个潜在的危险。机房静电防护不足也可能引起火灾。最后,为了保证UPS正常运行,我们建议按期对UPS进行充放电,以保证电池效能。

预防这些问题的关键在于三个方面。首先是制度方面,需要建立切实可行、可操作的制度以应对各种情况,并确保实际操作时尽可能顺畅。其次,责任应当明确到具体人员,这样可以有效推动预防工作的实施。最后,必须建立一定的监督机制,因为人的工作难免会出现失误,监督机制可以及时发现并纠正问题。

(三)对标

机房是医院信息体系的根基,支撑着医院信息系统稳定运转。从电子病历分级评价到互联、互通标准化成熟度测评都对医院机房建设提出了一系列测评标准,列举如下。

1.在电子病历应用水平分级评价中,存在多项与机房相关的要求。例如,要求机房的网络设备和配线架清晰可见,并正确标识;要求医院根据不同业务划分独立的区域以及规划无线网络覆盖情况等。之所以对这些环节进行评价,是因为医院对这些要求的履行情况可以间接反映医院信息化管理水平。

2.互联互通标准化成熟度测评同样涉及机房相关的内容,主要包括三个方面。首先,硬件基础设施情况的评估,主要考虑医院信息平台的硬件资源配置情况。其次,网络及网络安全情况的评估,其中包括带宽情况、接入域的考量、内外网的隔离方式和业务能力的冗余空间。最后是信息安全评估,包括环境安全和应用安全。应用安全方面需要进行定期的安全检查和应急演练,同时需要备份数据并制定故障恢复措施。此外,还需要考虑隐私保护和管理安全等方面。具体的要求可以参考GB 50174标准的明确规定。

(四)总结

作为医院机房或数据中心的管理部门,医院信息部门如何才能更好地建设和管理机房呢?

在建设方面,医院应严格按照 GB 50174 规范进行操作,避免严重问题的出现。在管理方面,医院信息中心应该重点关注以下三个方面。

1.要找到好的抓手。在机房建设过程中,规范是一个重要的抓手。在机房投入运行后,医院信息中心需要充分考虑机房运行的业务连接性和网络安全,等保工作是一个重要的抓手。

2.要注重人才队伍的培养。随着医院体量的不断扩大和信息化建设内容的不断丰富,原有的信息化队伍可能会显得单薄。由于机房运维工作对专业技术要求非常高,医院不可能将其全委托给第三方,因此必须注重人才的培养。

3.要尽量避免出现一流的硬件、二流的设计、三流的管理。机房建设固然重要,但管理更关键。

(徐新　首都医科大学附属北京儿童医院)

第二节　方舱医院 IT 基础设施快速部署实践与思考

本节内容主要是对复旦大学附属华山医院(简称华山医院)方舱医院的基础设施快速部署的实践和思考。在整个的疫情防控中,华山医院承担了非常大的疫情防控任务,同样也面临巨大的工作挑战,其中一个工作就是方舱医院的快速部署和投入使用。

【应用实践分享】

华山医院创建于 1907 年,是复旦大学的附属医院,属于部委市共建医院,医院有三个国家级中心:神经中心、感染中心、老年疾病的临床研究中心。华山医院是中国红十字会唯一的全国冠名的两家医院之一,因此华山医院的血液里天然就有红十字会的精神,见图 3-10。

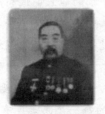
创始人沈敦和先生

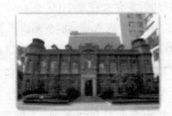
创始于 1907 年

中国人在上海创办的第一家医院与中国红十字运动同宗同源
曾为哈佛医学院远东教学基地

● 部委市共建共管的委属医院
● 复旦大学附属医院
● 中国红十字会冠名医院

图 3-10　华山医院简介

在上海的临港建立了一家方舱医院,进行紧急患者的收治工作。对华山医院本身而言,像前文提到的华山医院是有红十字会血液的,因此华山医院这次做先锋也是当仁不让。从整个国家战略来讲的话,从1926年的日本关中地震,到唐山大地震、汶川地震,以及尼泊尔地震,甚至瓜达尔港都有华山医院这个红十字会的医疗身影。

一、医院方舱 IT 基础设施建设要点

建设方舱更多地会关注医疗、后勤,管理等方面,但华山医院对这个临港方舱,除了医疗管理之外,信息化建设也是由华山医院整体来承担的。医院主要领导一直要求我们要把方舱建成方舱里的头等舱。

方舱原来是仓库的两栋,共占地8万平方米,建设方舱面临巨大的压力。方舱医院有13 000多张床,分成21个医疗区,有64个医疗点。要在3天内完成设备的选型、做基础设施的部署,还要解决通信的问题,其实对我们而言是巨大的考验和挑战。

在大考面前最考验的就是基本功。当时有16个信息工程人员,分成了两组,一组是硬件,一组是软件;人员构成有科室的,也有第三方的。回顾建设过程,从方舱基础设施来讲,具有三大特点:云化、互联网化和移动化。因此,当时这个策略定下来之后,就是在云上来部署资源,具体步骤如下。

1.云上部署。方舱跟正常的医院来讲的话,区别还是很大的。因为方舱主要接收的是新型冠状病毒感染(简称新冠)患者,所以可以把方舱理解为一个超大的专科医院。作为一个专科医院而言,它也要完成一些基本的医疗工作,包括常规的出入医院、医生护士站以及药房等。这次部署与以往不一样的是,它是一次完全部署在云上的实践。其中移动化是非常重要的一个特点。因为方舱非常大,我们采用了基于互联网的手机和PC相结合的模式。

2.设备选型。在选型的时候其实有一个非常重要的问题,即怎么选出最合理的选项,但在那个特殊时期,紧急的形势是不可能有很多时间去思考。这就需要平时的经验积累,这么大的规模医院应该配多少终端,选择什么样的办公设备。我们用4天的时间完成了450台电脑终端、300多台打印机、100多台的手机的组装调试和应用系统安装。与此同时,我们还部署了46个有线点位、48个无线点位,见图3-11。

在设备选型方面,移动性是非常重要的。仅仅通过手机端还不能解决所有的问题,因此需要有一些固定的站点去部署台式机,包括笔记本。在选这些终端的时候,最大的考量就是方舱里的医护人员是穿着隔离服的,在硬件的选择方面,一定要充分考虑到穿着隔离衣这种情况。另外一个是打印的问题,方舱里的每一个患者也有相应的打印工作,当时信息中心承担了患者外带在舱外集中打印、批次打印等工作。

在方舱的整个设备选型当中,纸张的选择也是非常重要的,一开始选择的是普通纸,因为考虑到降低舱内护士换耗材的工作,但在实践中会发现普通纸遇到消毒液之后褪色很严重。同时我们在方舱里采用了大量的手机来做终端应用。因为相对于PC和PDA

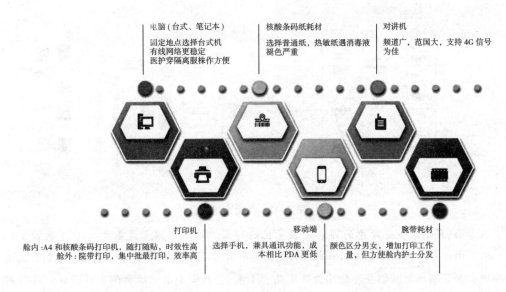

电脑（台式、笔记本）

固定地点选择台式机
有线网络更稳定
医护穿隔离服操作方便

核酸条码纸耗材

选择普通纸，热敏纸遇消毒液
褪色严重

对讲机

频道广，范围大，支持4G信号
为佳

打印机

舱内：A4和核酸条码打印机，随打随贴，时效性高
舱外：院带打印，集中批量打印，效率高

移动端

选择手机，兼具通讯功能，成
本相比PDA更低

腕带耗材

颜色区分男女，增加打印工作
量，但方便舱内护士分发

图3-11 设备选型

来讲，手机有通信功能，它只要有4G或者5G的信号，就能够有一个通信的连接，并且它的成本其实比PDA要低很多。

比较创新的是除了这个固定的桌面电脑和手机之外，还使用了对讲机。现在的对讲机是基于4G和5G的信号，它通信距离是非常广的。所以在整个的设备选型方面，包括耗材、腕带颜色等方面做了细致的区分。

3. 网络和云服务方案。从方舱的算力和存储设施来讲，我们采用了一个云化的方案。方舱医院完全是建在云端的，因为云端可以节约更多部署的时间并且提供极大的便利以及算力灵活的调整性。因为方舱收治的都是新冠患者，这就要求既要快速部署，同时又要注重安全。在方舱大概建设到一半的时候，上海的大数据中心提供了很多的云资源，因此最初用的是华山医院专有云，然后转到了政务云上。在政务云上我们做了很多的数据归档，包括与市里其他几十个方舱进行汇聚的工作等，见图3-12。

在整个的建设方舱的过程当中，不管是核心端还是应用端，都要考虑做一个很大的持久层场景部署。首先要轻量化部署。整个的方舱医疗队它分别来自三个部分：第一部分是华山医院本身的医疗队，第二部分是浙江医疗队，第三部分是江苏医疗队。浙江和江苏医疗队其实是一个混编组，它不是由一家医院整体过来，而是由很多的浙江和江苏两地的地级和县级甚至社区卫生院的人员。简单地说，浙江和江苏医疗队是医护人员混杂在一起的。这对我们整个的应用部署来讲，挑战也非常大。因为你在让这个应用变得非常简洁的同时，必须确保大家能够快速地掌握这个系统。因此在整个的方舱的基础设

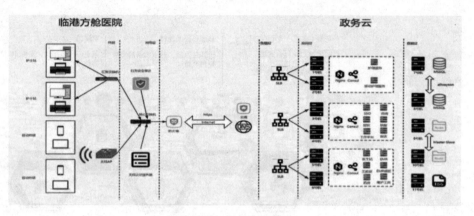

图 3-12　云上方舱医院

施方面,我们第一要考虑的因素是轻量化的部署。第二个因素是基于安全可靠的互联网。由于整个的应用是重后端轻前端,我们不太可能去做很多的前端的发布,更多通过中台和后端的数据调整。舱隔着医院几十千米,并且还要求它跟医院去做互联。这样对整个方舱的性能,包括安全,动态管层都要去做很多的设计。

整个方舱系统,一共分成两大块。这两大块前期是通过华山医院自己的专有云,后期是通过政务云来进行交互的。一块是方舱内的业务系统,方舱具有明显大批量的特点。当时第 1 天 1 万多张床开放。因此,方舱系统的实现是不可能像传统医院那样一个一个做入院登记,它大量采取的是患者自助和护士验证的方式。因此,方舱通信还必须考虑患者的接入方便,患者的手机能不能很方便接入是一个重要的因素。患者通过他的自助,一个是入院登记,另一个健康监测,来达到充分的自助输入和医疗输入结合的一个模式。我们同时把患者的入院登记,包括他们的健康监测自动地导入方舱的电子病历系统。

所有的设备,不管是笔记本,还是对讲机,完成舱内外医护人员的良好匹配性是非常重要的。通过的前期的专有云、后期的政务云,我们跟院内的电子病历,包括院内的医生和护士以及援护的浙江、江苏医疗队的人员的资质认定都是做了充分的绑定。因为这些援护要对的医护人员的名单,事实上是前期是给到华山医院的。我们也是做了一个非常充分的权限的设定,包括跟院内的移动护理、护理管理也是做了充分的共享,应用共享和数据共享。

方舱医院的数据是在互联网的环境下,所以方舱的环境安全相对于传统院内的可信环境来讲,它对安全的要求更高。我们当时在方舱的业务系统里采取了一种云端数据库集群技术,包括原子服务、聚合服务、人员的访问权限、网络的访问权限、边界访问以及反向代理,来保障互联网的安全。这样的话既方便我们的医护人员使用,同时又能保证我们是在一个安全可靠的环境中。对于院内的系统而言,更多会基于一些 ESB,然后应用跟设备来进行通信。

4. 自动化服务。在整个的方舱的基础设施的建设过程当中,一方是医护人员层面,另一方是患者层面。我们把患者跟医护人员的数据做了整合之后,形成首病和日常病程记录。同时在方舱里一个非常重要的任务是采核酸以及出核酸报告。事实上在方舱里面人员是非常复杂的,有些人是进舱的时候就要进行核酸检测,有的可能是等 3 天再进行核酸检测。对整个医护人员而言,如果我们这个开单模式还是传统的一个患者一个患者开的话,那显然是极其不合理的。因此在房舱里从应用层的角度分析,最需要支撑的就是自动化。我们根据采核酸的一些自动化的逻辑,去做了许多自动化的规制。在方舱里,全体医护人员对系统的依赖性要求自动化的程度远远超出平时的日常业务。从方舱的患者来讲,有的人症状是单次阴性、有的人症状是阳性,有的滞留人员不愿意离开方舱,以及从其他舱转过来的单次阳性的患者,根据不同的情况,我们可以生成不同的自动采样的任务。根据这些任务又自动生成核酸报告,每天根据这个核酸报告的结果会产生一个自动医嘱判断,自动生成处方。有大量的医生和护士在方舱里参与很多的临床的工作,他们在方舱用了这套系统之后,回到医院其实是有一些不适应的情况出现,因为方舱里的很多的自动化,是替代了他们传统人工录入的过程。

当然这个后台会有很多的算法在里面,也是基于一些 AI 的算法,然后我们还会给医护人员提供一个自动的出院判断,帮助医护人员自动地生成这个患者的解除隔离的证明,包括他的出院小结、末次核酸检测的判断。对整个方舱来讲,从系统应用来讲是自动化,因此,基于 AI 的很多的算力的支撑都是很重要的。

5. 关键要素。在整个的基础设施环境里面,除了设计上面的一些考量之外,其实还有一些核心的因素非常重要。

(1) 团队的合作。一支团队不是说你拿出来就能打,平时要经常训练。因为正好今年华山医院的信息团队每个月都在挑战自己的天花板。我们在 1 月份花了 1 周的时间上了国家医保平台,2 月份花了 1 个月的时间把一个非常大的院区,包括门急诊都做了一个系统的完全的升级。3 月份我们就来到了方舱医院,包括上文介绍的三室一厅一书房里,我们在上海的北边还有一个定点收治医院,所以整个信息团队都是在这个战斗的过程当中,形成了高度的默契,见图 3-13。

团队
协作能力强
信息团队 2 组 (硬件、软件)
共计 15 人,领队 1 人,硬件
组 7 人,软件组 7 人。

实施
快速高效
48 个护士站,若干医生工
作站,3 天内完成配套设
备部署。

资源
准备充足
云端资源随时部署,弹性扩
容。耗材硬件保障供应。

任务
复杂繁重
从网络到服务器到桌面终端
再到前端展现和后台数据库
一手抓。

时间
争分夺秒
仅留给信息人员 5 天的时间。

成效
流畅运行
共服务方舱病患 41 888 人,
共定点病患 5 336 人。

图 3-13　基础设施环境的核心因素

（2）快速高效地实施。事实上在这次的这个方舱的基础设施配置包括建设当中，医护跟信息团队的协同是非常重要的，没有共同的高效协同，那么这个实施也是要打折扣的。

（3）资源。云资源有极强的弹性支撑，相对于这种新情况讲，云资源的随时部署，包括它的弹性扩容，在整个的方舱里面，是得到了一个非常重要的验证的。同时一定不要忘了终端耗材的持续性的保障。

（4）任务。对整个方舱来讲，在3～5天的时间内，将一个仓库改建成具有1万多张床的临时性医院，此项任务的繁重性大家是可想而知的。所以我们在整个的团队里面，从网络到我们的算力和数据存储，到我们的桌面终端，最后到医院的诊室，包括后台数据的整理，其实都是一手抓的，都是由大家共同来为一个目标做的。

（5）时间与成效。按照deadline往前，只能留空间，而不能说因为患者是不会等你的。通过云化、移动化、自动化的在2个月的时间里，一共收治了4万多患者。

二、医院方舱IT基础设施功能

1.患者自助。在整个的硬件基础上，华山医院的软件版本是做了很多迭代的。基于华山医院本身的信息系统，2个月里完成了62次方舱的业务系统的升级。所以整个HIS平稳收治了4万多个方舱患者。医生的文书医嘱的操作都是批量进行，护士工作站是通过核心的自动化的扫描，实现效率提升，如自助入院、扫码入院、流调填写等。护士可以批量入区，扫描二维码自动给患者分配床位，以及护士对医生的医嘱文书的一键审核等都大大提高了方舱的效率。

对于患者的自助登记而言，它也是做了一个流程上的改进。传统的流程是先办入院，然后入区，再给患者分配床位，最后才是患者到床位上去。方舱里采用自助登记，即患者到床位上，然后开始扫码，然后开始登记基本信息包括如何来到方舱等，在自助登记里面，还会让患者选择愿不愿意担任方舱的志愿者，是不是党员，党员应起到带头作用。把这些很多的患者端的跟方舱业务相关的都放到自助登记里。核酸检测每天也是自动生成的，如果患者两次阴性的话，通过自动评级后提醒这个患者已两次转阴，可以离开方舱，也可以设定为自动出舱，这些都通过后台的算力的支撑得以实现。

2.数据驾驶舱。除了这些基础设施、业务系统集成之外，临港方舱比较创新的地方就是做了一个方舱的数据驾驶舱。如果没有一个UI的展示的话，很难证明工作的效果，临港方舱建设的时候，除了这个基础设施，终端，包括业务系统之外，我们在开舱之前其实就做了一个驾驶舱的设计。这个驾驶舱是基于方舱的数据，会实时地将数据给方舱的管理者，包括方舱的院长、每个医疗队的领队、小组的组长，他们都可以实时了解很多方舱的医疗情况，方便舱里面，包括各个区能够快速地分析。

在整个方舱驾驶舱里，实现了所谓的医院业务运营动态的精细化分析，能够很方便地了解方舱的一个动态情况，包括年龄段、收治情况、床位的占用率或空床率、核酸的筛查,以及后期做亚定点收治的时候,大量的超声心动图,甚至于抢救的患者的医疗,这些相关操作都可以通过这个驾驶舱来实现。

3. 权限的管理。上海的卫健委除了要完成相应的定点的方舱患者的管理之外,其实卫健委的领导一直非常重视安全。我们前期为了赶工期,是在医院自己的私有云上进行部署,后期我们迁移到上海的政务云的大数据中心的平台上。整个的数据迁移也是非常耗费人工,大概两个晚上,其实对我们整个医疗队伍来讲是无感的。业务跑起来了,基础设施也有了,安全也可靠了,操作权限也非常重要。因为大家也知道新冠患者的信息安全,包括相关的数据安全都非常重要,所以我们在整个的方舱的体系里,对各个地方的医疗队的权限的分配也是做了很严格的权限管理。同时对这些医疗队的数据展现也是基于这个权限做了及时更新。

所以,整个方舱的基础设施相对于医院传统的基础设施来讲,它不会有太多的时间给你做太多业务场景的东西,它要用最快的时间完成最强的这样一个工作,也是在原先这个医院的两地三中心这样一个基础上,基于我们的数据图做了很多准备工作。通过四五天的时间,两个仓库从无到有。其实人生也是白驹过隙,你能够经历的大场面其实不多。但是我们这个临港方舱可能在将来的日子里会成为一个非常重要的历史片段。我们整个信息团队也是跟整个临港方舱一起见证了这样一个奇迹。所以,大家可以看到从4月1日到4月5日,完成了设备选型、应用部署、任务分工。因为所有事项同时进行,因此4月5日的业务开始便得到了我们的数据支撑。

在整个部署实施里面,刚刚跟大家介绍了云端服务,云端服务就是整体的,包括我们的 HIS,包括我们的医护工作站、药房、化验,其实都是独立布局在云端的。手机端是完全基于这个 B/S 架构的方式,我们在移动端采取了一个容错双模式,既支持 APP,也支持 H5,这样的话容错模式越高,需要进舱去维修的成本就越低。

综上所述,人类在战胜这个巨大的一些疫情,或者说困难面前,虽然困难很多,但是只要有决心和毅力,还是可以打赢这场大仗的。从整个方舱的建设、运营来讲,就是跟时间进行赛跑。

三、对医院方舱 IT 基础设施信息应急措施的思考

最后谈一点思考,原先做医院的信息化经常要论证,可能要花上半年甚至1年的时间。但是一旦到了非常紧急的,甚至是跟国家的命运紧密相关的时候,时间是不等人的。为了能够在紧急情况下做出最合理抉择,在平时的工作中我们都要做好准备和思考,我们用了5天的时间交付了一家具有13 000多张床的医院,靠的就是平时基本功的积累,包括网络架构的安全的 PK,就传统的和我们放在云端的,平时不准备,到了战时肯定是拿不出的。所以平时就要多思考,并且在一些有限的应用上面做一些实践和尝试,只有这样在一个大事件面前,我们才能够非常果敢地下定这个决心,见图3-14。

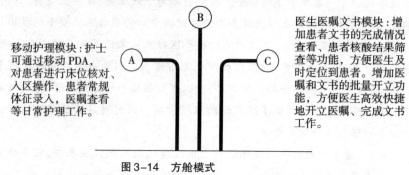

图3-14　方舱模式

对于上文提到的安全的问题，其实从整个方舱来讲的话，它根本就没有内网、外网的概念了，因为它就是互联网。这和我们平时所理解的概念是有些区别的，对于互联网的安全平时要多做准备。然后在方舱里面，每天从0点开到12点是我们业务的高峰，我们整个信息团队的生物钟也完全被打乱了，每天的0点我们就要做患者的核酸的任务的生成，然后每天的2点到4点要做自动下发采样任务，8点采样，12点要出结果，并且要送到第三方检测机构。

因此，在这样一个体量大、诊治周期短的模式下，患者充分的自主和医护的移动化相结合的模式，取消传统的固定的入院，可以把它移动到很多的患者端，联动的医护端，将是我们实体医院可以借鉴的。以及患者自助型的医嘱内容的完成、电子病历模块、AI的集成上，如何帮助医生护士实现自动化等经验都是我们在以后的工作中可以学习借鉴的。我们最近正在思考如何把这些经验移植到常态化的医院体系里。最后，方舱医院其实是一种平战结合的战时状态，从这个战时状态转到平时状态，所以在整个方舱建设完成之后，我们在整个专科方面有很多的借鉴。

这些经验同样对常态化医院是有很多的提升的。事实上这次互联网的部署，包括基于互联网的安全，然后怎么来降低运维成本。虽然是舱内运维成本，但事实上从整个常态化的医院来讲，怎么减少病房、门诊的运维成本也是非常重要的。所以自动化是一个非常重要的趋势。在很多的终端转型方面要做好充分的考量。整个方舱医院舱内体系建设是非常完整的，但事实上方舱到了社会面其实还有很多的发展。当然我们也不希望有第二次这样的事情发生，但是在其他体系里，其实就是一个方舱的体系加到社会面。例如：患者转运交接，当然这个对人转运交接还是通过比较初级的手段，它并没有一个非常高的信息化的手段，所以信息化的程度还不够高，包括整个的区域划分，因为传统的医院会做得非常好，但在方舱里的区域划分是非常灵活。因此，我们的设计体系，区域划分要能做到非常灵活，能够适应医疗的变化。

方舱数据、医院数据，以及跟其他一些医疗机构、社会面数据的共享机制都是属于战时状态。方舱是以一个高效率的流程收治为主，将来在新冠的重危症方面还有很多的诊治流程要支持。方舱的专科化的诊疗是可以带到平时医院的质量体系里，方舱如何跟其他院区联动，如何跟其他医院联动，形成一种新冠收治的医联体的转运，诊疗和救治标准体系，都可以开展很多方面的思考。

（曹磊　南昌大学第一附属医院）
（黄虹　复旦大学附属华山医院）

第二节　5G 在智慧医疗建设中的应用

5G 在各行各业的应用场景不断地拓宽，5G 在医疗行业的落地并非从零开始，而是站在了"智慧医疗"这个巨人的肩膀上继续向上攀登。对于医疗信息化从业者来说，理清当前建设基础，找准 5G 应用方向，才能稳步推进 5G 在医疗行业的落地深耕。

一、相关背景

从 2020 年开始，国家层面发布的医疗信息化的相关文件多达 20 余份。近年来，医疗信息化的相关文件多了许多。在政策的引领下，各个医疗机构都处在一个从信息化迈向智慧化的关键阶段。面对这个全新的建设阶段谁都没有经验和规律可以参照，因此，要想了解它的规律少不得要有一批医院先行先试，待某些医院经过探索应用形成标准和规范后，国家会结合这些标准推出指导文件，然后再全面推广应用。当前智慧医疗的建设经过广泛探索之后，已经形成了一套建设规范和评价标准，目前正处于一个全面推广应用的阶段，各个医院纷纷围绕建设规范和评价标准积极开展或完善功能建设，进一步为 5G 落地医疗行业打下基础。

（一）建设规范

2019 年，国家卫健委明确了我国智慧医院建设的建设规范，要求医院从智慧医疗、智慧服务、智慧管理三个维度开展规范化建设。2021 年 6 月，国务院发布《关于推动公立医院高质量发展的意见》，提出要推进电子病历、智慧服务、智慧管理"三位一体"的智慧医院建设和医院信息标准化建设，探索公立医院处方信息与药品零售消费信息互联互通。

"三位一体"的智慧医院建设包括：一是面向医务人员的智慧医疗，包括电子病历、检查检验护理等，以及各个系统之间的互联互通。二是面向患者的智慧服务，用来方便患者，优化看病的流程，如预约挂号、检查自助缴费、就诊信息的提醒、院内导航、检查检验结果手机查看、线上病历复印及邮寄等互联网应用。三是面向医院运营管理的智慧管理。目前，大部分的公立医院都是差额事业单位，既要考虑公益性又要考虑自身的经营管理。2022 年，国家卫健委立足公立医院运营管理内涵，印发了《公立医院运营管理信息化功能指引》，进一步引导各级各类公立医院运营管理信息化应用建设。

国家卫健委通过对上述三个方面的建设规范，指导各地、各级医院加强智慧医院建设的顶层设计，建成"三位一体"智慧医院。

（二）评价标准

为了有效推进智慧医院建设，国家卫健委发布了国卫办医函〔2018〕1079 号《电子病历系统应用水平分级评价管理办法（试行）及评价标准（试行）》、国卫办医函〔2019〕236 号《医院智慧服务分级评估标准体系（试行）》、国卫办医函〔2021〕86 号《医院智慧管理分级评估标准体系（试行）》三项标准，并据此对医院在各领域的应用建设情况展开评价工作，引导各个医疗机构开展规范性建设。同时，阶段性对各级医院的建设目标提出要求，并及时进行跟踪和公布，敦促各级医院全面开展智慧医院建设。

（三）功能建设

开展"三位一体"智慧医院功能建设和信息技术应用，将成为 5G 在医院落地的基础环境，为 5G 在智慧医院场景下落地应用创造条件。

1. 面向临床的应用。比如：院内常用的移动查房、移动护理以及移动会诊等。相比固定在办公室的 PC 机，医护人员认为移动推车更加方便，急诊医生更是强烈要求采用推车的方式，因为抢救患者机动性强，没有规范的病区环境，推车的便捷性更加突出，既可以有效缩短查房时间，又可以提高医护人员的工作效率。院外的远程会诊、手术示教、教育培训、应急指挥等都已经获得长足发展，经历过疫情的洗礼后，各家医院的建设成长迅速，经过相关部门授权后，医生们已经渐渐熟悉了这一模式，开始面对患者提供各类远程的服务，包括常见病、慢性病患者复诊的互联网诊疗和患者诊后随访等。

2. 面向患者的应用。移动端的 APP、微信公众号等，可以为患者提供预约挂号检查、智能导诊、检查检验查询、缴费、订餐、线上病历复印、用药指导、随访、情绪筛查、护理咨询等服务。

3. 面向管理的应用。如果医院想从内部进行精细化管理的总体建设，一般会把相关的管理系统进行整合，同时再做一些移动应用，比如大家现在最常见的移动 OA 应用，拿着手机就可以进行文件批复、智能考勤、报修申请、设备管理等。

上述移动应用构成了 5G 在医院场景落地的应用基础，这些应用建设都离不开信息基础设施的支撑，具体主要包括四个部分：一是机房配线间，包括物理环境、物理的位置。

二是硬件设备,包括机房里的服务器、存储、安全设备。三是整体的网络架构,包括各层的交换机、网线、无线AP、网点部署等。四是终端设备,包括PC、打印机、PDA、扫码枪等。

为了支撑应用的多样化发展,医院的信息基础架构如今已经相当复杂了。以北京朝阳医院为例,网络架构由以下几套网络组成。

(1)医院的医疗内网,运行医院里各个业务系统。

(2)医院的医疗外网,支撑办公以及移动应用。

(3)医疗无线网,支撑医疗业务中所需的移动应用。

(4)安防网,主要用于院内摄像头采集信息,通常由医院保卫处负责管理。

(5)设备网,医院里有医疗设备的联网应用。

为了保障医院正常运行,每个院区的架构需要这几套网并行,可想而知——网和网之间、交换和交换之间实际上已经相当复杂了。随着应用持续丰富和5G应用的到来,各个院区的架构部署都需要提高和改善。

上图展示了北京朝阳医院三个院区之间的裸光纤互联,正是将上文提到的各个单院区网络通过光纤的方式连接起来实现信息的传输以及备份,如果某一个链路网络断了,可以用其他的链路连接起来。

(四)当前医院网络痛点及需求

从建设之初,医院网络架构就已经很复杂了,网络成本已经很高了。投入使用不久后,医院可能又会出现各种各样新的需求。

1.网点扩充。网络建设之初规划是非常合理的,但几年以后使用者就会发现有线网接口是远远不够的,同时出现各种各样的问题。例如:门诊大厅用了几年以后需要配置分诊屏或示教屏,这个配置也是需要网点的。如果当时在建设的时候考虑不周,那么就要重新拉电源和网点,而这个工作是非常辛苦的。

2.无线AP。无线的AP应用速率比起有线要低一些,稳定性相对较差,而且它的穿透率也不是很好。如果无线AP在传输过程中碰见厚的墙体或者拐弯,信号往往都不好。

3.无线AP之间存在干扰。由于医院的无线网有很多应用,包括医疗网、物联网等,那么AP和AP之间的信号可能存在干扰,这也使它的速率急剧下降。

4.机房的空间有限。当再次需要网络布线的时候,往往会出现原来的配线间或线槽空间不够的情况。医院往往更愿意把空间留给医疗使用,机房空间总是十分紧张,而且反复增拉网线同样也是非常影响美观的。

5.信息中心的维护成本。当网络越来越复杂,运维的成本很高。例如:交换机的可报废年限在6年左右,到了年限,为保证网络运行就需要分批次进行更换,但基础设施的更新换代需要极大的维护成本。

上文提到的移动查房、护理以及移动会诊和床旁诊断等,这些移动应用都需要足够快的网络速率。如果不能达到网络要求,应用就会出现延迟的情况。比如:在建设移动护理的时候要用 PDA 扫描条码,但常常出现扫不上码的情况。最后经过排查得出,是网络速度太慢导致的。

这几年院外应用的需求越来越多,分级诊疗加速医疗资源流动,远程会诊、远程的手术、互联网诊疗、院前急救等远程的应用越来越多,这些应用都需要网络的持续建设。随着第三方服务机构的发展,现在很多地方开始用第三方来进行整体影像的阅片诊断,如:第三方的影像诊断、第三方的病理等。如果没有高速网络,就会制约这些应用的发展。

二、5G 在智慧医疗建设中的应用

(一)5G 的定义以及推广

5G 是第五代移动通信技术(5th generation mobile communication technology),是从 2G、3G、4G 逐步发展而来。5G 的特点就是高速率、低时延和大连接,是实现人机物互联的网络基础设施。5G 适用于需要增强移动带宽、需要海量机器进行通信和其他需要超高可靠性、低时延通信的应用场景。

近年来,5G 在我国的各个行业已有广泛探索和应用。2019 年,中日友好医院、中国信息通信研究院等单位联合起草了《基于 5G 技术的医院网络建设标准》。该标准提出:医院 5G 网络中包含的 MEC 应满足本标准规定的功能、性能、安全性、可靠性、可维护性、环境友好性、可演进性的要求。由于该标准是基于运营商 5G 的公网制定,对于如何实现医院专网的功能也做了相应的规范。

(二)5G 带来的机遇与挑战

医院的内网现在主要用的有线和 Wi-Fi,但 Wi-Fi 在使用几年以后往往就会出现容量不够、性能不足等问题。解决方法是局部的修改或者大范围的重建。无论如何解决都会极大地增加医院的网络成本和运维困难。如果不解决,那么对 Wi-Fi 实时性要求高的应用常常出现卡顿现象。5G 时代,医院可以选择新的解决方案:在医院院内的基础设施网络建设中,不妨做一些 5G 无线接入网的建设,不是替代现有的网络架构,而是对现有的网络做一些补充和完善。因为 5G 的建设优点是:支持在一次性建设完成后进行扩容调整,无须新增基建工作;可以新增和更换频段,保护医院原有的投资,并保障医院在融合调整时期也不影响医院正常的业务开展;网络能力升级阶段,不会耗费大量的工作时间和维护成本。

1. 院内基础网络建设。基于 5G 网络,会使得平板及手机上的软件应用流畅度都会有显著的提升。特别是影像的传输更显著,在传统网络上,用手机或平板下载医学影像一般都要等待几秒或数十秒。如果部署了 5G 的带宽网络,可以实时显示图像资料。

对于移动护理也是同样的道理。当 PDA 使用一段时间后,速度会越来越慢。5G 可以让这类设备应用速度提升,让可穿戴设备落地,护士可以通过穿戴设备对院内的患者进行持续的体征检测,自动将数据形成护理评估单和体征监测单。

对患者服务和人员、设备的定位,采用5G速度就会更快,特别是对可移动设备的定位。现在通常采用标签的方式,如果采用5G就会更加方便。例如,目前医院最常用的呼吸机等设备各个科室都是共享的,不会固定到哪个科室。基于5G的设备定位系统,当医生对移动设备有需求的时候,他们能够快速看到这个移动设备在哪个科的什么地方,而且也能同时了解该设备目前是处于应用状态还是空闲状态。如果设备处于空闲状态,医生能否直接借用或需要排队等待,这些信息都能够一览无余。

5G可以彻底颠覆医院整体网络建设。疫情防控期间北京展览馆临时建成了方舱医院,整个网络均采用5G网络。展览馆中的房间都是隔断间,不太适合布线搭建传统交换机等网络设备。因此,当时工作人员直接使用5G来实现,软件应用部署在云端,这种方案对于方舱医院等类型的建设是非常方便有效的。此外,5G亦可应用于院区之间的网络建设,医院可以使用5G作为多院区间的网络容灾备份。

2. 院外基础网络建设。对于院内的一些网络基础设施建设和软件应用的说明,对院外应用的基础设施也同样适用。5G院外应用的建设比院内多很多,包括远程会诊、示教、互联网诊疗等。网络的速度越快,患者的体验就越好,应用就越便利。如现在比较热门的远程超声和手术。远程超声可以让本院的超声跟基层医院或帮扶医院的超声进行实时的画面切换,可以实时展示在线动态影像,而且它还可以利用机器人为患者进行检查。远程手术主要依托于机器人实施手术,依托于通信、机器人、传感器技术让远程的医生借助于3D的视频和触觉的感应获得现实感,操纵机器人开展手术。例如:2019年,中国人民解放军总医院实施了首例远程人体起搏器植入患者体内的手术。

此外,一些可以扩展的应用如健康管理、慢性病管理等,当可穿戴设备,一旦有了5G的加持,应用范围会更广。医生可以进行远程监护,患者可以从云胶片直接下载使用,出院后的患者可以和护士实时地互动。5G院前急救应用更加成熟,在急救车上利用5G网络将患者生命体征及一些检查结果实时传到医疗机构,提高抢救效率,尽可能挽救患者生命。

当然,在5G应用中安全性也是一个不容忽视的因素,主要包括两方面:一个是患者人身的安全,第二个是数据的安全。例如,5G的远程手术发挥了巨大贡献,现在很多医院都计划尝试应用手术机器人,但在应用过程中机器人若发生故障或产生问题的应急解决,还需要进一步加强验证。对于信息人员来说,数据的安全问题至关重要。医疗信息化应用涉及患者的很多数据,当患者在使用移动应用、网络应用以及可穿戴的设备和终端时,这些应用设备会收集患者相关医疗数据,有可能涉及患者隐私。如何才能既保护患者的隐私,同时又不影响应用,这是非常值得研究的地方。

三、问题与思考

目前5G在医疗领域的探索已取得初步进展,但在实际应用中仍存在一些问题需要大家思考。

1.政策方面。因为无线通信技术和医疗领域的结合是一个跨行业的应用,需要国家层面的协调,它不是一个行业就能够实现的。国家对于临床应用的医疗器械实行很严格的认证制度,存在管理规范和标准相对滞后的情况。因此,5G医疗设备要通过国家市场监督管理总局的认证还需要一段时间。在此期间,如果院方应用了没有认证的产品,将会面临一定的法律风险。

2.行业标准。虽然已有关于5G医疗行业标准,但实际上还远远不够,其实它更需要一个体系规范引导行业应用规范化落地。比如:应用5G的设备,其互联互通的标准是什么?其质量标准体系是什么?其技术标准体系是什么?这些标准都要完善地建设起来,5G医疗设备才能够真正地广泛落地。现在大量5G医疗标准还处于一个持续的建设过程中。

3.部署问题。一方面是部署成本。前期运营商都许诺免费部署建设,但应用并不是只有部署成本,购买医疗相关的5G医疗设备和5G的相应软件改造同样也需要成本。而且5G设施的耗电量大、占地空间大,也会增加成本。另一方面是缺少复合型人才。在实际部署阶段,每家医院的需求不一样,应用也不一样。5G部署是个性化的,无法有统一的部署模式。因此,5G部署个性化建设对人才的需求也是需要大家考虑的事情。

总的来说,5G技术在医疗行业中的基础设施建设,尤其是网络架构建设的变革是非常深刻的。我国在5G医疗行业系统应用的探索还在初期,相信经过大家不断地努力,5G在医疗行业的应用必然有更广阔的前景。

(赵前前　北京朝阳医院)

第四章 医院信息化标准和技术

第一节 《医院信息平台应用功能指引》解读

2009年新医改将信息化作为重要支撑,自此以后医院信息化建设遍地开花,各家医院纷纷开始不同程度、不同方式的信息化建设。2016年,为促进和规范二级以上医院的信息化建设,国家卫生计生委办公厅(现国家卫生健康委员会)印发《医院信息平台应用功能指引》,此后几年间又陆续发布了医院信息化建设体系的其他规范和一套评价体系,引导医院开启规范化、标准化的信息化建设。医院信息化建设逐步迈进规范化建设时期,为后期医院数字化转型所需的信息生产系统规范化建设奠定了基础。

一、医院信息化功能及建设评价体系整体情况

(一)医院发展形势

2021年,《国务院办公厅关于推动公立医院高质量发展的意见》发布,强调建立健全现代医院管理制度,强化体系创新、技术创新、模式创新、管理创新,加快优质医疗资源扩容和区域均衡布局,为更好地提供优质高效医疗卫生服务、防范化解重大疫情和突发公共卫生风险、建设健康中国提供有力支撑。

为实现高质量发展的目标,公立医院发展要做到"三个转变、三个提高",即:发展方式要从规模扩张转向提质增效,运行模式要从粗放管理转向精细化管理,资源配置要从注重物质要素转向更加注重人才技术要素,从而提高医疗服务质量、效率和医务人员积极性,见图4-1。

为了推动公立医院高质量发展,信息化将从强化体系创新、技术创新、模式创新、管理创新等方面引领公立医院高质量发展的新趋势,这是医院信息化支撑医院高质量发展的政策定位。

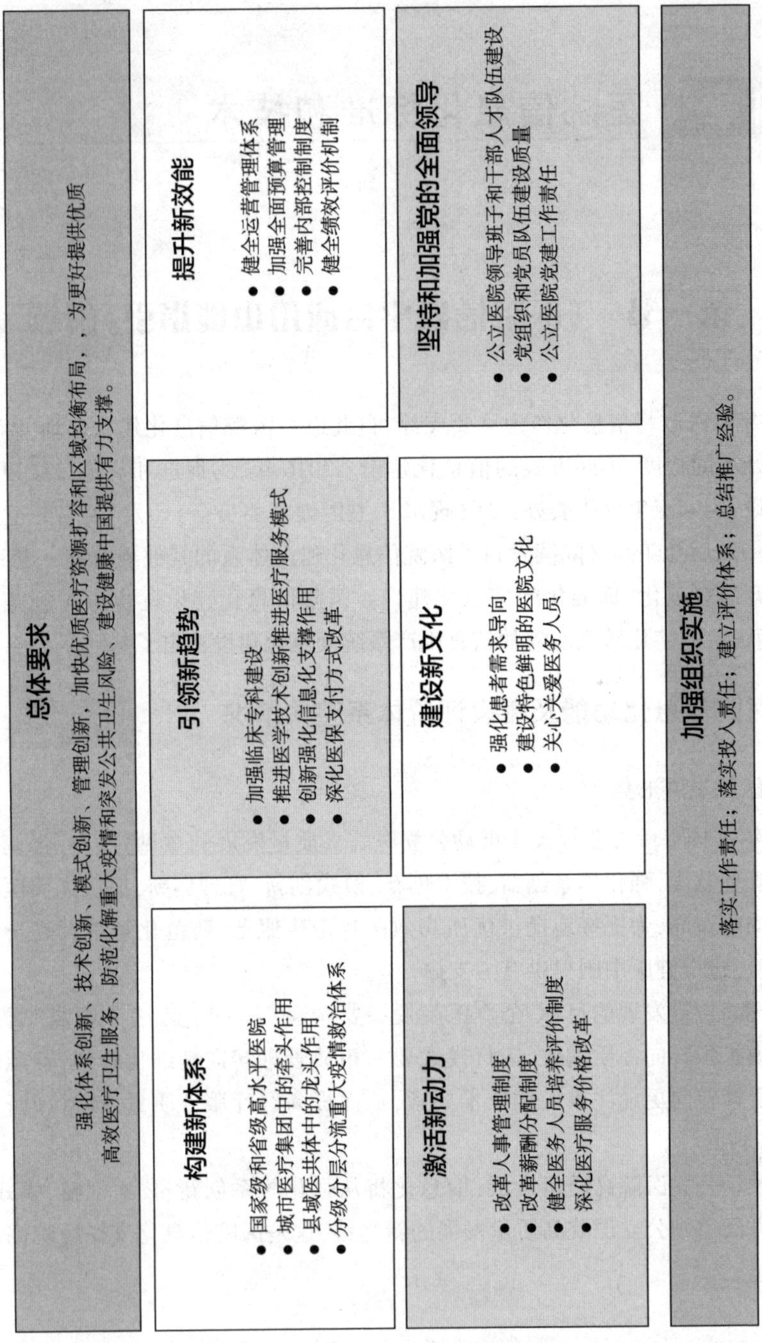

总体要求

强化体系创新、技术创新、模式创新、管理创新，加快优质医疗资源扩容和区域均衡布局，为更好提供优质高效医疗卫生服务，防范化解重大疫情和突发公共卫生风险，建设健康中国提供有力支撑。

构建新体系

- 国家级和省级高水平医院
- 城市医疗集团中的牵头作用
- 县域医共体中的龙头作用
- 分级分层分流重大疫情救治体系

引领新趋势

- 加强临床专科建设
- 推进医学技术创新推进医疗服务模式
- 创新强化信息化支撑作用
- 深化医保支付方式改革

提升新效能

- 健全运营管理体系
- 加强全面预算管理
- 完善内部控制制度
- 健全绩效评价机制

激活新动力

- 改革人事管理制度
- 改革薪酬分配制度
- 健全医务人员培养评价制度
- 深化医疗服务价格改革

建设新文化

- 强化患者需求导向
- 建设特色鲜明的医院文化
- 关心关爱医务人员

坚持和加强党的全面领导

- 公立医院领导班子和干部人才队伍建设
- 党组织和党员队伍建设质量
- 公立医院党建工作责任

加强组织实施

落实工作责任；落实投入责任；建立评价体系；总结推广经验。

图4-1 公立医院高质量发展要求

（二）信息化建设体系

2016—2018 年,国家陆续出台了《医院信息平台应用功能指引》《医院信息化建设应用技术指引 2017 年版(试行)》《全国医院信息化建设标准与规范(试行)2018》一系列医院信息化建设指导文件。

2016 年出台的《医院信息平台应用功能指引》(以下简称《指引》)对于医院开展信息化建设具有深远的指导意义。为了促进和规范二级及以上医院的信息化建设,《指引》提出了相关框架设计和具体功能点描述,为了支撑医院信息平台应用功能指引的落地。

2017 年配套文件《医院信息化建设应用技术指引 2017 年版(试行)》出台,对医院信息化建设过程中的相关技术进行约定。

2018 年《全国医院信息化建设标准和规范(试行)2018》出台,从业务应用信息平台、资源、基础设施、安全防护、信息技术五个章节的 262 项具体内容对二级医院和三级医院进行了分类建设的规范和标准的设定。

三个文件一脉相承,在国家层面构建起了一个相对完整的医院信息化建设标准体系框架,引导各级医院逐步约束和规范信息化建设,其中最关键的是 2016 年出台的《指引》。

（三）信息化评价体系

目前国内对于医院信息化的评价有四类评价标准,分别从不同维度对医院信息化进行评价,帮助医院找准目标、发现短板,持续提升医院信息化建设水平。其中:第一类标准是医院的互联互通标准成熟度测评,主要是以卫生信息标准为核心,以信息技术为基础,以测评技术为手段,以实现信息共享为目的,可用于对电子病历与医院信息平台相关标准符合性以及互联互通实际应用效果进行综合测试和评价。另外三类标准面向智慧医疗、智慧服务和智慧管理三个维度,共同构成智慧医院建设的"三驾马车",覆盖了从智慧医院的应用、服务和管理的全部领域评价,由电子病历系统应用水平分级评价标准、医院智慧服务分级评估标准体系、医院智慧管理分级评估标准体系分别进行评价和指引。

互联互通成熟度测评一共分了五级,如图 4-2。其中四级和五级分别又分了甲、乙等级,五级及以上都是由国家来组织专家团队进行测评,四级及以下是由省里来组织相关的专家团队进行测评。互联互通成熟度测评的目的是以测促用、以测促改、以测促建,全面推动医院信息的互联互通和标准符合度。

针对智慧医疗、智慧服务、智慧管理三个维度的评价标准,参照国卫办医函〔2018〕1079 号《电子病历系统应用水平分级评价管理办法(试行)及评价标准(试行)》、国卫办医函〔2019〕236 号《医院智慧服务分级评估标准体系(试行)》、国卫办医函〔2021〕86 号《医院智慧管理分级评估标准体系(试行)》执行。其中,电子病历应用水平分级评价标准从 0 级到 8 级分成九个等级。智慧服务是从 0 级到 5 级共分成六个等级。新出台的智慧管理标准暂时未给出明确的评级指标体系。

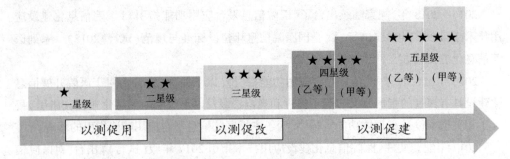

图4-2　互联互通成熟度测评体系

二、医院信息化发展

当初编写《指引》之时,我们曾经系统梳理医院信息化建设发展的几个重要阶段。最初的医院信息化主要用于规范业务流程,看上去似乎只是"锦上添花"。随着参与主体愈加复杂,医院信息建设经历了从以财务收费为起步点、以临床和患者服务为核心到以数据为关键要素的发展历程,信息化变成了医院业务流程中不可替代的组成部分。

第一阶段的医院信息化建设是以财务收费为起点的,实现了门诊收费、住院收费、药品划价等功能,重点解决"跑冒滴漏"等问题。在此过程中,我们发现有很多业务流程(如检验、检查、医学影像等)是需要进一步优化和固化的。第二阶段医院逐渐开启了大规模信息系统建设,希望通过建设 HIS、LIS、PACS 等系统优化业务流程,经过这一阶段大部分医院垂直地完成单一业务单元中所有相关的信息化功能建设。第三阶段医院进入了互联互通时代,依托信息系统医院开始做全院的绩效考核和成本核算。目前我们已经进入第四阶段——数字化时代,以数字为关键要素构建一个生态,通过互联互通建设打通医院的服务链、供应链、资金链、患者圈等,其中患者圈围绕医院的数字生态构建,进一步强化数据使用。到了第四阶段,医院的信息化建设越来越复杂、多样化。以前仅仅是信息部门主导,后来是全院多个部门共同参与,未来包括分院、患者圈、上下游、第三方医学检验、物流配送的机构都会参与到医院数字化的生态圈。

随着医院数字化不断深入,数据分析的专业化程度越来越高。过去只需要出统计报表就可以完成任务,后来针对不同病种、不同需求场景的专业化数据分析要求越来越高。

在此背景下,医院迫切需要一套关于医院信息功能指引。2016 年,遵循规范建设、深化应用、便民惠民、提升服务、加强协同、推动医改、强化标准、注重安全的原则,《指引》正式启动编写工作。《指引》的功能框架分为 9 章,包括 122 个功能点,如图4-3 所示。

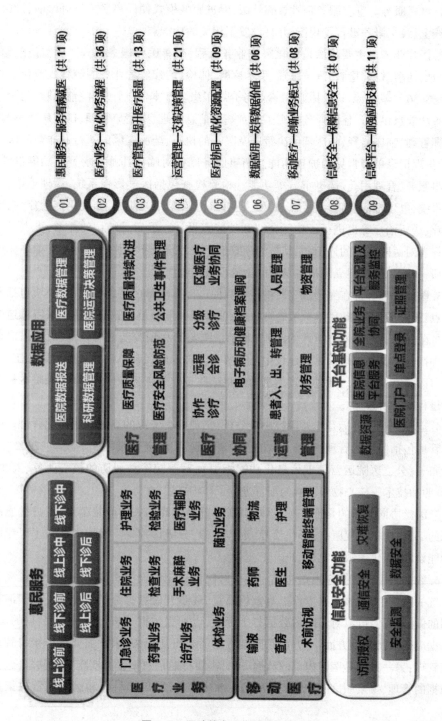

图 4-3 医院信息平台功能框架

1. 惠民服务。重点服务百姓看病就医,促进服务模式便民惠民。它对诊前、诊中、诊后的线上、线下服务进行了规范,并且设置了相关的功能点。

2. 医疗业务。主要目的是优化医疗业务流程,改善医疗服务模式。涵盖门急诊、住院、护理、药事、检验检查、医技医辅、手术麻醉、体检、治疗等各业务的流程规范化。共涉及 11 类,36 个功能点。其中,门急诊业务介绍了患者基本信息管理、院前急救、门诊急诊分诊等功能点设计。住院业务介绍了患者基本信息管理、申请单管理、住院病历书写、住院医嘱管理、临床路径、临床辅助决策以及医嘱的执行、药品医嘱的执行和非药品医嘱的执行、护理记录单等常见的护理功能。药事服务则针对临床药师查房开展功能设计,包括药事服务、合理用药、药事审方等功能。检验检查包括医学影像系统、病理系统、生物标本系统、电生理信息管理系统。此外,还有部分治疗相关业务,如放化疗治疗、高压氧舱治疗、透析治疗等也进行了功能介绍和功能点设计。最后是随访的业务,重点了解和记录患者对医院服务的评价,尤其是治疗效果相关评价。本模块的目标是支撑临床业务和科研,实现从档案建立到报告发布的全流程数据收集。

3. 医疗管理。旨在完善医疗质量控制和促进医疗质量的持续改进,该模块包括四个功能点:医疗质量保障、手术分级管理、危急值管理和危急值的智能提醒。采用泳道图来描述抗菌药物管理和处方点评的流程,基于系统监测和预警院内感染情况,并采取全流程管理措施来提高护理质量。建设中还需要关注临床路径和单病种管理方面的工作,以及化解医疗安全风险。通过梳理信息功能将这些工作重点提取出来,以便医院在信息化建设过程中有所遵循。

4. 运营管理。目标是支持医院决策分析,实现核心资源的高效和精益化管理。核心资源管理包括门急诊管理、医务人员的人力资源管理、物资管理和财务管理。2022 年,我们发布了《公立医院运营管理信息化功能指引》,对医院医教研防的核心业务、人才、物资、资源和技术等核心物资要素的配置进行了详细描述。

5. 医疗协同。目的是推进医共体、医联体分级诊疗相关的政策落地,促进优质医疗资源的下沉,包括远程医疗、协作诊疗、远程会诊、分级诊疗等。模块中加强了医疗协同的功能设计,强化了数据应用。

6. 数据应用。数据应用正在成为盛京医院信息化建设的重要组成部分。在完善信息系统的过程中,应该优先考虑提高数据质量,逐步开展数据分类汇交。类似于消费互联网的做法,我们可以对不同的数据打上标签,以加强数据分析,充分挖掘数据的价值。在数据应用涉及两个方面:一方面是医院数据需要报送出去,因此需要进行接口管理和规范管理;另一方面是医院内部的数据应用,需要打通信息壁垒并实现数据共享,包括医疗数据的管理、主索引、主数据以及数据标准化等方面,面向科研和医院运营决策提供支撑。

7. 移动医疗。旨在提高工作效率并减少差错。目前在医院中,移动输液、术前访视、查房等多种移动应用已经得到广泛应用。

8.信息安全。国家陆续出台了《中华人民共和国数据安全法》《中华人民共和国网络安全法》《中华人民共和国个人信息保护法》，并对关键基础设施、网络信息安全、云计算等主体进行了安全保护规定。随着医疗系统变得越来越复杂，保障医院网络和信息安全已经成为医院IT运营的第一要务。除了做好内部权限设置外，还需要预防外部数据被窃取。

9.信息平台。该信息平台是系统运行和信息交互的重要枢纽和技术支撑。分为7类，共包括11个要点。在医院的集成平台中，需要实现统一的数据交换和存储，以提高数据安全和管理。一方面，需要标准化数据的管理和定义，以确保不同的系统可以使用相同的基础数据。另一方面，还需要使用专业的数据融合技术，以实现数据在医院内部的多处使用。

为了推动落地实施，我们组织了相关专家编制医院信息系统的功能和设计指南。该指南的功能设计体系包括功能原文、应用场景、业务流程和功能设计等。其中，功能原文与互联网服务的功能原文相似。应用场景根据角色的变化而变化，不同角色所处的场景也不同，例如患者场景、医生场景等。业务流程细分为诊前、诊中、诊后不同的阶段，每个阶段的流程不同。为涉及的每个功能绘制了流程图，这些流程图可作为二级和三级医院在分析需求和梳理需求时的参考。

三、医院信息化建设中的软件工程

(一)概念解析

IEEE对于软件工程的定义是：将系统化的、严格约束的、可量化的方法应用于软件的开发、运行和维护，借鉴传统工程的原则、方法指导计算机软件开发和维护的工程学科。医院信息化建设离不开软件工程。

对于医院来说，软件是一种虚拟产品，必须嵌入生产关系、改变用户行为，才能够变得有用，这个嵌入的过程是高度复杂的、难以预测的。医院场景的基本特征包括：首先，医院拥有一套完善的组织架构，其主要职责是管理人员；其次，医院拥有医、教、研、防等核心业务，主要职责是作业实施；最后，医院还拥有医疗管理、护理管理和绩效管理等职责，主要职责是管理事务。所有这些职责都可以通过信息化工具和载体进行固化和标准化。信息化工具正在成为一种新的资源，用于支持组织、业务和管理，并不断实现自身的升级迭代。最初，医院引入信息系统来推动医院的发展，优化流程。后来，医院管理又对信息化提出了新的要求。随着时间的推移，管理和信息两者不断融合，相互促进，形成了一种水涨船高、不断发展的过程，形成了医院信息化建设中的软件工程。

(二)业务与技术

信息技术到底是不是一个"学科"？我认为信息技术一定会成为一个专门的学科被

广泛关注,分析如下。

1. 信息技术的价值正在发生变化,从最初引入 IT 满足业务需求到互联网重塑业务流程,信息技术的出现改变了人们的交互方式,出现了从人到人、人到计算机、计算机到人的多样化交互过程。接下来,随着物联网和大数据的发展,人、物、数的新型交互关系正逐渐浮出水面。

2. 完成了信息功能的设计不代表完成了业务流程的设计。如果将某一功能点会放在一个信息系统中融入业务流程,这个功能点就能在医院业务里发挥出价值吗? 未必! 由于各个医院组织架构和业务协同方式存在差异,引入一个新的信息系统功能点可能会"水土不服"。组织架构和业务协同方式的差异会导致业务流程发生偏移,因此,每一个新的信息系统都要考虑应用环境,于是出现了一种现象:同一家公司的同一款 HIS 产品在同一个级别的不同医院应用效果不一致。为了让信息系统的功能发挥效用,医院在引入的过程中同时需要思考如何从业务流程和信息系统之间找到平衡点,让合适的信息系统在合适的业务流程中游刃有余。

总体来说,在医疗业务中技术带来的变革深刻且长远,从 IT 改变人们的交互方式,到信息系统如何融入或改变业务流程,技术每前进一步都会给医院带来新的认知和应用考验。因此,开展医疗信息技术学科建设,逐步建立医疗行业群体对于人物数交互关系的科学认知,优化医院业务流程充分释放信息系统功能价值,都是成为医院在高质量发展阶段能否用好信息技术这一工具的决定因素。

(三)设计与实施

在医院设计信息系统的过程中,做好需求工程和设计工程建设非常重要。在需求工程阶段要做好需求调研与分析、功能识别,设计工程阶段不仅要做好应用设计,还要做好业务设计。优秀的业务设计才能尽可能降低信息化的实施风险。

在信息系统的实施过程中,业务流程、组织机制调整都能极大地影响 IT 实施风险,信息人员将会遇到大量技术之外的问题——不是单纯的信息功能识别问题,而是业务设计方面的问题。

(四)基础与安全

随着医院信息化持续推进,信息基础不断夯实,数据资源得到极大的丰富。然而,尽管大量的生产系统为医院带来了很多数据,但是拥有数据和数据可得、可用、可信差距很大,拥有数据不代表我们可以使用数据进行分析。医疗数据治理的路刚刚起步,数据治理和数据可用、可得、可信的标准化程度取决于信息系统每一位设计者和使用者在数据采集、录入、筛选和分析运用的水平。

随着信息系统体量持续扩张,上云等新型资源管理方式越来越普遍,远程医疗、互联网医疗等新型诊疗服务模式也将更多医疗信息采集的"触角"延伸到院外,如今的医院信息系统面临更加复杂的安全形势。因此,医院在开展信息核心能力建设的同时,不能忽略网络信息安全建设,尤其对数据安全威胁的防范,加强数据安全保障体系建设。

(徐向东 国家卫生健康委统计信息中心)

第二节 医院质量管理标准理解与应用
AI 病案质控管理助推医院高质量发展

一、病历内涵质量管理

根据国家卫健委国卫医政发〔2023〕12 号《关于全面提升医疗质量行动 2023—2025 年的通知》,以及国卫医政发〔2023〕13 号《关于印发患者安全专项行动方案 2023–2025 的通知》的要求,都将病案内涵质量提升作为医院高质量发展的重要部分,医院领导班子高度重视医院运行期及终末期病案质量,因此在病案质量管理上医院采用了创新管理方式:在人工病案质控的基础上联合信息化手段强化病案质量管理与控制,并取得初步成效,使医生在医疗行为中充分认识到病案首页信息及病历内涵是国家卫健委医管司对医院医疗质量评价的重要依据,病案首页填写的规范和质量,直接影响医疗服务监督的公平性和准确性,影响医院等级评审和优质医院的评定、重点学科的建设、医保收入评价等。

(一)病案的定义及作用

疾病诊治的原始记录,用于科研、教学,是一项基础性工作,体现临床医生的基本素质和专业能力。其具体作用如下。

1. 体现多项医疗核心制度落实情况,是医疗质量综合体现,是医疗鉴定、医疗损害赔偿的重要证据,应重视其法律作用。

2. 医保支付及商业保险理赔的一个重要依据。

3. 病案首页是住院患者信息的高度总结、浓缩,标准化程度高且易于获取,在医疗管理中发挥着越来越重要的作用。

(二)病案管理的重要意义

病案管理是医政管理、医院管理和医疗质量管理中一个非常重要的环节。从 2019 年起,国家卫健委推出了三级公立医院的绩效考核,在 4 个维度、56 个考核指标中,有 9 个指标是从病案首页当中直接提取。DRG、DIP 医保付费也与病案首页息息相关,对于医保来说,病案首页的数据是非常重要的。

在国家卫健委最新推出的《三级医院评审标准(2022年版)》当中,有60%的数据来源于医院的病案首页,因此病案质量在三级医院评审标准当中同样至关重要。

综上,病案管理是医疗核心制度落实的重要手段;是一名医师成长的一个见证;是等级医院评审、复审的一个重要抓手;也是公立医院绩效考核数据的主要来源。病案质量高低是医疗质量与评价、医保付费、医疗纠纷证据和医院高质量发展的最直接体现,加强病案质量管理迫在眉睫。

二、传统病案质控与AI病案质控对比

1.操作流程。病案见证一个临床医生成长的历程,是医生在救治患者过程当中体现诊疗思维的一个载体。医疗质量、效率以及医生的医疗服务行为,都集中体现在这个短则几天长则十几天的病案当中。

传统的病案质控过程中由临床各科室主任和质控医师按照病历书写基本规范对本科室经治医师书写的病案内容进行一级质控工作,之后医院按出院患者数抽取10%的比例组织专家进行人工质控。而三级甲等医院因基数量大,要花费巨大的人力成本,给病案管理及质控部门带来很大的工作压力,同时也存在一些问题。①人工病案质控过程中存在主观性意识问题,很难实现质控的同质化管理。②传统的病案质控是在患者出院病案归档之后才进行质控,属于事后监管,病案质控的及时性无法体现,存在安全隐患。③10%左右的病案抽取样本量局限,不能全面客观反映病案质量情况。综上所述,传统的病案质控已不能满足现代诊疗模式的发展,需要新的质控模式来助推医疗高质量发展,见图4-4。

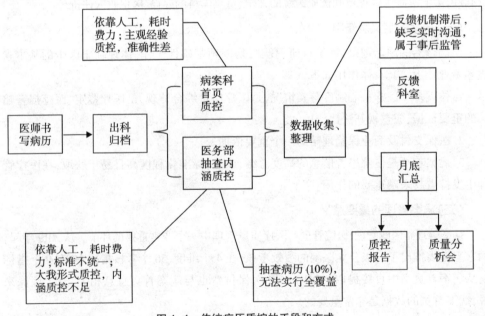

图4-4　传统病历质控的手段和方式

为进一步提升病历质量管理、保障医疗质量安全,从 2020 年开始,盛京医院借鉴东部发达省份的医院的经验,在原有的人工质控的基础上,联合 AI 病案质控系统,对病案实施全流程质控管理,从而克服传统病案质控的缺点与不足。

AI 质控系统的优势包括:①设定统一标准,对病案进行同质化质控,以保障质控结果的准确性及真实性。②可实现运行期及终末期病案的全流程、全覆盖的实时质控,把质控过程前移、提前预警、及时修正,提升病案质量的同时减少医疗纠纷隐患。

2.实施方法。AI 病案质控系统贯穿于三级病历质量控制。对于运行期病历,AI 病案质控系统动态提示病历存在缺陷,实时将缺陷问题通过"钉钉"APP 推送给病案主管医师、质控医师及科主任,以便临床医师进行修正;病案归档后再次对病案数据进行终末全面质控,分析结果推送至临床医师及监管部门。每月形成运行期及终末期病历质控报告,协助医院分析病案质量,提升医疗安全质量。AI 质控系统通过与医院基础 HIS、LIS 及 PACS 的对接,对病案中的时间位点、病案内容中相互冲突的内容、相似度较高的内容、辅助检查结果的记录、危急值的记录、病程记录与医嘱一致性等内容进行质控反馈,避免临床医生在记录过程中出现失误,从而避免医疗安全隐患的产生,见图 4-5。

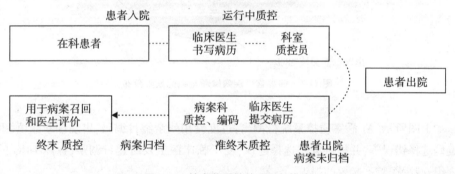

图 4-5 信息化质控的流程与措施

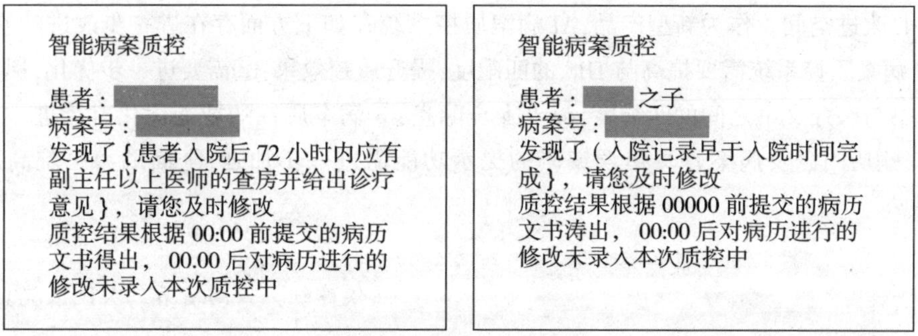

智能病案质控

患者:█████████
病案号:
发现了{患者入院后 72 小时内应有副主任以上医师的查房并给出诊疗意见},请您及时修改
质控结果根据 00:00 前提交的病历文书得出, 00.00 后对病历进行的修改未录入本次质控中

智能病案质控

患者:████之子
病案号:
发现了(入院记录早于入院时间完成),请您及时修改
质控结果根据 00000 前提交的病历文书涛出, 00:00 后对病历进行的修改未录入本次质控中

图 4-6 质控软件反馈图

3.实施效果。自 AI 病案质控系统使用以来,在降低人力成本的同时,医院病案的平均分、甲级病案率都有了较大幅度的提高。同时 AI 病案质控系统还对病案首页进行了疾病诊断和编码的质量控制,见图 4-7。

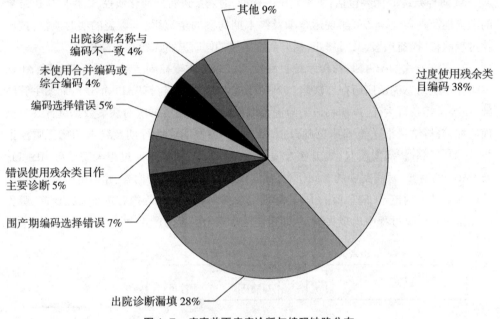

图 4-7　病案首页疾病诊断与编码缺陷分布

如上图所示,AI 病案质控系统检测出:过度使用残余类目编码、出院诊断漏填、围产期编码选择错误等,并提供编码选择建议,便于临床医生及时进行调整,保障 DRG 的正确入组,减少医院不必要的损失。

AI 病案质控系统的使用,促使临床医生重视病案内涵质量的提升,确保了疾病诊疗的规范性及及时性,助力临床医生的培养,确保了医疗安全,提升了医疗质量。

4.改进空间。作为新型产品,AI 病案质控系统在如下方面存在进一步改进的空间:①AI 病案质控系统需要提高与 HIS 的匹配度,提升质控效果;②需要进一步优化,提升护理文书与医疗文书之间的匹配度,减少安全隐患;③病案质控的智能优化有待进一步完善,对病历内涵及病案首页错误编码的提示功能需进一步加强,全面助力医院高质量发展。

(侯建红　云南省第三人民医院)

第三节　推进医院电子病历系统应用实践

在新时期,医院高质量发展已成为重要任务,而电子病历作为医院高质量发展的重要抓手,其应用和评级受到国家卫健委的高度关注。为了推动医院高质量发展,国家卫健委发布了关于电子病历评级的分级评价标准的新版本,并要求2020年二级医院要达到电子病历水平三级,三级医院要达到四级以上。

此外,2019年《国务院办公厅关于加强三级公立医院绩效考核工作的意见》将电子病历的分级评价列为55个指标项之一。2021年《三级医院评审标准(2020年版)实施细则》对三级医院电子病历建设情况提出了明确要求。同时,《公立医院高质量发展促进行动(2021—2025年)》针对"三位一体"智慧医院建设也提出了明确要求。

总体来说,国家对于电子病历的要求在公立医院高质量发展中逐步细化,医院加快电子病历建设、参加电子病历系统应用水平分级评价已刻不容缓。

一、电子病历系统概述

(一)电子病历系统基本介绍

电子病历是指医务人员在医疗活动过程中,利用信息系统生成的数字化信息,包括文字、符号、图表、图形、数字、影像等,并能够实现存储、管理、传输和重现的医疗记录。它是病历的一种记录形式,包括门(急)诊病历和住院病历。电子病历系统则是指医疗机构内部支持电子病历信息的采集、存储、访问和在线帮助,并围绕提高医疗质量、保障医疗安全、提高医疗效率而提供信息处理和智能化服务功能的计算机信息系统。它被视为支持医疗过程各个环节的应用系统,这些应用系统均可以被称为电子病历系统。因此,电子病历系统不仅仅是一个独立的电子病历编辑器,还是涉及诊疗环节的各类临床业务系统。

随着技术管理的不断发展,电子病历系统已经成为医院医疗业务的重要载体,成为医疗核心制度的具体体现,包括首诊负责制度、三级查房制度、会诊制度等制度的执行和落实都与电子病历系统中的相关模块密不可分。因此,电子病历系统的应用水平也直接反映了医院在医疗质量安全和核心制度方面的落实情况,如图4-8所示。

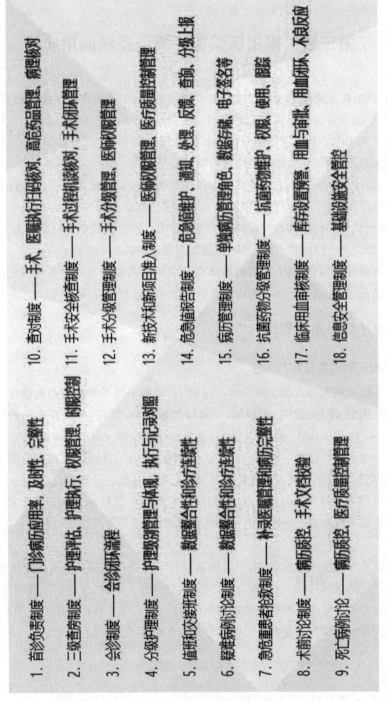

图4-8 电子病历系统与核心制度

1. 首诊负责制度——门诊病历应用率、及时性、完整性
2. 三级查房制度——护理评估、护理执行、权限管理、时限控制
3. 会诊制度——会诊时限流程
4. 分级护理制度——护理级别管理与体现、执行与记录对照
5. 值班和交接班制度——数据整合合并和诊疗连续性
6. 疑难病例讨论制度——数据整合合性和诊疗连续性
7. 急危重患者抢救制度——补录医嘱管理和病历完整性
8. 术前讨论制度——病历质控、手术文档校验
9. 死亡病例讨论——病历质控、医疗质量控制管理

10. 查对制度——手术、医嘱执行扫码核对、高危药品管理、病理核对
11. 手术安全核查制度——手术过程和器械核对、手术对码管理
12. 手术分级管理制度——手术分级管理、医师权限管理
13. 新技术和新项目准入制度——医师权限管理
14. 危急值报告制度——危急值维护、通知、处理、反馈、查询、分级上报
15. 病历管理制度——单独病历管理角色、数据导稀、电子签名等
16. 抗菌药物分级管理制度——抗菌药物维护、权限、使用、跟踪
17. 临床用血审核制度——库存设置预警、用血与审批、用血回访、不良反应
18. 信息安全管理制度——基础设施安全管控

(二)电子病历系统应用水平分级评分标准介绍

电子病历系统应用水平分级评价标准旨在全面评估各医疗机构现阶段电子病历系统应用所达到的水平,并建立适合我国国情的电子病历系统应用水平评估和持续改进体系。其目的在于明确电子病历系统各发展阶段应当实现的功能,为各医疗机构提供电子病历系统建设的发展指南,指导医疗机构科学、合理、有序地发展电子病历系统。同时,该标准还引导电子病历系统开发厂商的系统开发朝着功能实用、信息共享、更趋智能化的方向发展,使之成为医院提升医疗质量与安全的有力工具。

该标准共分为0~8级九个等级,每个等级都对10个角色,39个评价项目有基本要求,选择项的数量也需要达到相应的标准,以确保医院满足该等级的基本要求,推动应用水平逐级提升。

该标准的核心在于强调系统的"应用",旨在指导医院信息化建设,促进系统应用,通过评价和建设提升医院的管理水平和服务质量。因此,该标准近年来逐渐发展成为评价医院信息化建设、医疗质量管理等重点工作的关键指标。

1.电子病历系统应用水平分级申报流程。目前,电子病历系统的应用水平分级评价的流程分为"四级及以下"和"五级以上"两类。前者由省级卫健部门组织评定,并报国家卫健委确认;后者则先由省级部门进行初步评估,通过后由国家卫健委组织专家经过文审、现场核验等环节最终评定。

医疗机构的申报过程主要包括两个环节:第一步是通过网站提交数据列表,系统会自动计算数据填报评价结果,该结果决定了申报的级别;第二步是在网站系统填报后的7个工作日内,提交实证材料,以佐证填报所涉及的功能与应用效果。提交的内容必须真实可靠。提交后先进行省级评审,再进入国家级的文审阶段,文审查通过后才会进行现场评价。只有当整个流程全部完成,申报机构才真正完成了一个评价周期。

根据填报通知,申报机构以各自的登录方式登录网站进行填报,一般密码是独立管理的,可以在后台申请修改。为确保填报顺利进行,推荐使用谷歌或火狐浏览器进行填报。填报内容共分为三个主要部分。

(1)基础数据部分。这部分需要如实填报医院的基本情况数据,包括医院规模、服务量以及信息化建设的投入情况等。

(2)电子病历数据部分。这部分涵盖了所有相关系统和十个角色,包括医生、护士、临床检验、医技部门、医疗保障、信息管理等系统数据。这些数据需要从业务系统中进行统计并填报。在填报时,系统界面上灰色部分的数据将直接从基础数据项中获取,无须填写,而白色部分则需要根据医院的实际情况手工填报。请务必注意,填报的数据应与数据质量文件中的信息相匹配。对于五级及以上的数据提取列表,会有更详细的数据要求,这些数据来源于近三个月的数据。数据质量报告由医院整体情况、门诊检验部分、门诊检查部分、住院检验部分、住院检查部分以及一般治疗项目数据六个部分组成。请谨慎填写这些数据,因为一旦上报,修改将会非常困难。

(3)数据质量部分。在这一部分中,业务系统的使用率应达到 80% 以上。对于就诊人次达到 100 万的情况,录入系统的人数和有病历的人数应达到一定比例,以确保医院的基本项达到 80% 的应用水平,选择项达到 50% 的应用水平。此外,还需要关注数据提取列表等内容。在填报系统后,平台会自动进行校验并生成自评报告,报告中将显示能够达到的级别、得分和评价项达标情况。只有自评达到相应级别后,才能进行下一步申报。因此,在填报数据时,需保证数据的真实性和有效性。

2.电子病历系统应用水平实证材料及注意事项。

(1)实证材料是用于证明电子病历系统功能与实际应用达到相应水平的佐证材料,这些材料从功能、应用和数据质量三个方面反映了系统的应用情况。实证材料包括基本项、选择项和数据质量三部分,每个部分独立成册。核心是通过图文性质的材料,对照标准,真实地反映系统的应用情况。整理实证材料的步骤如下。

1)确定本次报送的级别及选择项的内容。

2)根据这些项目内容来整理所需实证材料的模板。

3)根据基础项和选择项的每个评价内容给出具体的实现方式,主要包括功能说明、系统截图以及场景描述三种实现方式。

4)汇总和整理实证材料文档。

5)核对文档,确认无误后生成 PDF,再进行上报。

(2)实证材料的整理需要严谨、准确和完整,以确保能够真实地反映申报机构的电子病历系统应用情况,并满足上报的要求。在整理实证材料时,需注意以下事项。

1)规范性。为真实反映医生、护士和其他医疗人员的实际应用情况,需要确保截图清晰可见,并屏蔽敏感信息,如患者的隐私信息。截图应包括工具栏和操作时间,禁止出现与医疗无关的内容(如聊天软件、开发软件、数据库工具等)。同时,基本项、选择项和数据质量三个独立 PDF 实证材料必须分别包含封面、目录和说明材料等内容。

2)一致性。为保证材料的规整和便于查找,申报机构需要注意材料中的文本格式、截图大小、命名格式前后一致。标识的一致性也非常重要,例如重点标识框的样式应统一,避免出现标识颜色和形状不一致的问题。在共享数据方面,应统一数据源,确保患者基本信息、体征信息、诊断等数据的前后一致性。

3)完整性。确保所有评价资料完整无缺。例如,在展示医生开药品的流程时,需要涵盖从开医嘱到护士审核、药房发药、配药再到护士执行等完整的流程,以体现信息共享的水平。

4)真实性。所有提交的实证材料必须真实有效,基于实际的用户、角色和患者进行说明。严禁使用测试账号、测试库或管理员账号进行截图。同时,时间逻辑要真实,符合实际场景。例如,药品闭环中的开立医嘱时间不应晚于发药时间。另外,截屏中应包含真实的数据,以体现功能的应用效果。

遵循以上注意事项将有助于申报机构整理出规范、真实、完整、一致的实证材料,为电子病历系统的应用水平评价提供有力的支持。

3.电子病历系统应用水平具体案例分析。下面结合一些具体的实例,帮助理解实证材料的整理过程。

(1)有必要对评价标准的每一项进行详细说明,列出标准的要求,并描述各医院是如何实现这些要求的。接着,根据描述进行截图。图4-9是一个全屏截图,包括工具栏和下面的时间轴、时间点等细节,这些是文审过程中专家特别关注的点。需要注意的是,登录的医生应该是真实的医生,而非系统管理员。同时,为保护患者隐私,需要屏蔽患者的姓名、身份证号、电话号码等信息。每个截图和功能描述都需要统一的编码和命名,确保截图清晰可见。

(2)在评价标准中,每个顿号后面的要求都需要提供相应的实证材料。例如,参考值需要根据诊断、性别、生理指标等进行自动判断,因此每个顿号都需要提供相应的实证材料。不能仅提供一个例子,而应该针对不同诊断、不同性别、不同生理指标等情况一一进行说明,并附上相应的截图。图4-10展示了针对一个参考值的截图。

(3)在制作实证材料时,需要与临床科室进行沟通和确认,以确保准确反映功能特点。例如,一些与诊断相关的功能以及与诊断年龄相关的功能,都需要根据不同医院和学科的特点进行梳理和应用。以血小板计数为例,在白血病诊断中,参考值为 $50 \sim 400 \times 10^9/L$,这个范围相对较宽。而在其他诊断中,参考值则为 $150 \sim 350 \times 10^9/L$。在生理指标方面,与女性相关的孕酮值在不同孕期阶段的参考值也有所不同。因此,功能不能硬性规定在程序中,而应建立可维护的参考值知识库,并与年龄、诊断、性别等字典进行关联,通过后台管理设定,实现前端的自动判断。

在提供实证材料时应尽量展示异常情况,以展示系统的提示功能。图4-11展示的是 45 岁男性生化常规中的异常值截图。

二、建设路径与方法实践

(一)难点把握与风险控制

应用电子病历系统是一个极其复杂的过程,其中涉及管理和技术的多重难点和风险。这不仅仅是系统和功能建设,还需要多方攻坚克难,包括管理思路的转变、顶层设计的补充、旧有流程的重塑以及突破数据使用壁垒等,这些都是推进电子病历系统应用的初心和难点所在。

在实践中,许多系统已经在医院建立,但由于功能不便利、增加临床工作量以及缺乏强制性要求等原因,这些系统并未得到充分应用。

此外,一些厂商的技术可能相对分散,技术兼容性问题也存在不确定性。为应对这些风险需要准备相应的措施,其中核心的是要结合之前的差异分析进行标准化的学习,以尽量规避这些问题。在实施过程中,可能会遇到一些新的要求,这些要求在技术实现上可能较为困难。例如,在实现单点登录时,CS架构和BS架构的难度可能会有所不同。

(二)组建团队,建立工作机制

在推进电子病历系统应用的过程中,采用项目管理的方式显得尤为重要。组建专业团队、明确差异分析、合理分工以及持续改进,可以有效地推动工作的开展。

1. 组建一个跨部门的团队是关键。电子病历系统的应用不仅涉及信息技术的实现,还与医疗质量核心制度的信息化落实密切相关。因此,医务人员、质控人员、病案管理人员、医技人员以及临床医护技人员都需要全程参与,共同推进这一工作。这个团队需要有一个院领导牵头,并得到第三方团队的支持。例如,盛京医院专门成立了电子病历应用分级评价专班,由院领导牵头,并由信息部门和医务部门共同负责推动,临床、药学、护理、药学、医技等部门参与。此外,软件厂商也需提供辅助支持。

根据差异分析,明确短板、缺项、进行任务分工。无论是信息部门还是医务部门牵头,都需要统筹协调医院内部和外部厂商等各方资源与力量来开展相关工作。团队内部的协作与配合,是推动电子病历系统应用的重要力量。

2. 进行差异分析是十分必要的。通过详细分析医院当前与标准的差距,我们可以明确哪些方面已经达到标准,哪些方面还需要进行改进和完善。只有明确了差距,才能制订合理的推进计划。在梳理这些应用和功能点时,需要进行详细的差异分析,包括哪些功能点属于哪个系统、哪些系统需要完善、达标的标准是什么以及存在哪些差异等问题。针对这些问题需要列出问题清单,明确哪些方面已经达到标准,哪些方面还需要进行改进和完善。

为了更好地规划和实施这些功能点,我们需要在前期进行详细的差异分析,包括确定各功能点所属的系统、应完善的标准、存在的差异等。针对这些问题,我们需要梳理出问题清单,明确哪些方面已达到标准,哪些方面尚未实现完整链条。只有这样,才能将零散的功能点整合起来,形成一个完整的链条。因此,我们需要详细分析差异,并编写差异报告。

根据差异分析的结果进行明确分工是至关重要的。每个团队成员都需要明确自己的责任和任务,并且制订详细的时间计划。这样可以使整个团队的目标更加清晰,工作更有条理。

3. 明确分工,计划和实施步骤,夯实责任。申报机构应以问题为导向,注重建立内容,将重点工作放在功能点达标上。同时,应明确数据质量及责任部门,以确定责任人。例如,涉及数据质量方面,手术分级管理应由医务部门牵头负责制定相关规则和标准,通过信息系统中的规则和标准来实现手术分级,明确哪些手术属于四级手术,哪些属于二级手术等。最初,手术分级中四级的手术定义有相关文件支撑,而一级至三级的手术定义较模糊。有些手术在不同科室中的级别也可能不同,这些问题需要相关部门进行落实和整改,信息化手段无法解决。另外,涉及标本收集项目、护理等方面也存在类似问题。电子申请单、危急值流程、检查机制等也需要梳理并明确责任部门。此外,要根据整体计划规定完成时间,各部门必须在规定时间内完成相应工作。当然,协调工作可以由院领导出面解决。

在工作的过程中,每个环节都需要明确的责任人和具体的任务安排。职能部门应当明确自己的具体职责,并采取相应的措施来推动工作的进展。每周的例会和项目推进例会可以确保团队成员之间的沟通与协调,及时解决问题和反馈情况。此外,领导的办公会可以定期对工作进展进行评估和决策,以确保工作的顺利进行。在日常工作中,还需要建立信息通报、会议纪要通报等制度,以便及时掌握工作进展情况并采取相应的措施。

4.定时监督每项任务。在建立了专业团队、明确了分工和责任的基础上,为了持续有效地推动电子病历系统应用工作,定时监督每项任务是至关重要的。为了确保工作的顺利进行,申报机构需要建立相应的监督机制,包括定期对每项任务进行评估和检查,确保每项任务都能按时完成并达到预期目标。同时,还需要设立结果追踪和反馈机制,对每项任务的完成情况进行跟踪和评估,及时发现问题并进行整改。

此外,会议纪要的制定和贯彻执行也是非常重要的环节。在每周的例会、项目推进例会和领导办公会等环节中,需要制定详细的会议纪要,明确每项任务的负责人和完成时间,并确保所有成员都能理解和执行会议纪要中的任务。

通过以上步骤,申报机构可以有效地推进电子病历系统应用工作,实现以评促建、以评促用的目标。这些机制的建立有助于促进工作的规范化和高效化,提高工作效率和质量,为医院的信息化建设和发展奠定坚实基础。

(三)学习与理解,寻找差异与问题

在实践过程中,不同的人在不同环境下对电子病历应用水平分级评价标准的理解可能存在差异。因此,建设者不仅需要具备相当的技术水平,还要对医疗管理、医疗规范、核心制度等方面有深刻的理解和掌握。

1.参考规范文件或制度。"病房医生---病房病历记录",要求病历记录可按照病历书写基本规范列出的基本内容项目进行结构化存储,有可定义的病历格式和选项。从描述中可以看出,关键在于确保病历记录符合基本规范的要求,并实现结构化存储,同时具有可自定义的特点。因此,我们需要指导如何遵循病历书写基本规范。根据国家卫健委发布的《病历书写基本规范》,病历内容应包含住院病案首页、入院记录、病程记录、医嘱单、手术记录、出院记录等内容。在病历中,基本内容如入院记录应包括患者姓名、性别、年龄、民族、婚姻状况、出生地、职业、入院时间、记录时间、病史陈述者、主诉、现病史、个人史、婚育史、月经史、家族史等。在具体推进时,需要参考这些规范。

2. 通过系统应用,反映医疗质量安全管理水平。"危急值闭环管理",要求实现危急值的审核、报送、接收、处置等并形成闭环。看似是一个功能问题,但实际上需要一系列的管理制度支持。首先,需要建立危急值的闭环管理,确保从检查、处理到反馈的整个流程都得到有效执行。其次,系统中需要提供可维护的界面,方便医护人员对危急值进行分类、定义和处理。当检查结果达到危急值时,系统应能够自动提醒医护人员,以确保危急情况及时得到处理。医护人员收到提醒后,需要能够通过系统进行相应的处理和反馈,并能够填写反馈处理意见。根据危急值管理制度,危急值处理意见应写入患者病程记录,才能基本完成危急值处置闭环。此外,还需要实现对危急值管理进行分级控制、统计、分析和查询等内容,以体现处置中对质量的管理要求。

3. 信息安全不容忽视。"实现患者就医全流程信息(包括用药、检查、检验、护理、治疗、手术等处理)的信息在全院范围内安全共享。"实现信息共享是信息化建设的重要目标。在为诊疗业务协同和数据检索提供便利的同时,我们必须认识到信息安全问题的重要性。如何实现"安全共享"是一个关键问题。我们需要站在患者隐私保护的角度,实现根据诊断、主诉或患者的基本信息来进行病历检索的同时,实现访问授权、去隐私等保护访问权限控制,确保只有合适的人员才能访问相应的病历信息。

4. 理解技术含义。"电子病历基础———电子认证与签名:医疗相关的所有系统对同一用户可采用相同的用户与密码进行身份认证。"请问否可以将这个要求理解为实现电子签名功能呢? 实际上并不是这样的。这个要求是为了避免临床使用人员在不同的系统中频繁切换用户和密码,从而实现单点登录或不同系统使用同一套用户口令的统一认证体系。在更高级别的要求中,需要实现统一身份认证,包括用户名及密码体系的统一管理。在门诊、病房、检验、检查等场景中,至少有一类需要实现电子签名功能。

(四)以问题为导向,因地制宜,持续改进

基于差异分析,明确问题导向,运用技术和管理双重手段,结合医院自身特色,持续不断地完善和改进。

在技术层面,我们需要关注系统的整合,包括如何有效地集成不同的系统。系统整合涉及界面和数据层面的整合,需要实现数据的统一和信息的全流程覆盖。同时,技术的发展应该促进信息化水平的提高,但也必须充分考虑临床使用的体验,不能忽视其便捷性。因此,我们需要寻找一种既能满足应用要求,又能为临床操作带来便利的实现方式。在当前技术条件下,即使已经尽力而为仍然存在困难,需要进行一些行政干预才能更好地推动应用,举例如下。

1. 门诊诊断。要求其与诊断库的字典一致性达到50%以上。为了实现这一功能,可将诊断与字典库进行关联,使医生在下诊断时可以从字典库中选择。然而,在推进过程中我们发现效果并不理想,需要进一步探究原因。究其原因:①描述不一致。字典库直接使用 ICD 诊断,IDC 诊断与临床诊断描述习惯不同。②操作不便。让临床医生使用

ICD 去做编码并下诊断是十分困难的事情,因为 IDC 编码太多,临床医生很难方便地使用。

为此,该团队通过与医务、病案等部门共同努力,制定了一份院内的临床诊断库。这份诊断库是通过征集和整理临床诊断相关的资料,包括医学文献、临床指南、专家意见等领域内的相关知识而形成的。临床科室整理了常用诊断描述标准,而病案部门则对这些诊断进行了整理和编辑,最终形成了院内的临床诊断库,并与 ICD 标准诊断库进行了关联。通过科室试点,逐步推广到全院,这份诊断库符合临床习惯的诊断描述,使得医生更容易接受并通过选择来减少描述性诊断。

在推进过程中,我们发现一些诊断确实需要添加部位、周期等信息。例如,妇产科的诊断需要增加妊娠周期,骨科需要增加部位信息。然而,如果我们将所有部位和周期都枚举出来,诊断库将变得非常庞大。因此,设计了在诊断的基础上增加前缀和后缀等措施,以满足临床实际使用需求。在条件基本成熟后,强制关闭了自定义描述诊断功能,并经过逐步改进措施,诊断与字典符合率明显提高,达到了 90% 以上。

2. 门诊病历书写。门诊医生的工作量十分繁重,每天需要接诊大量患者。门诊电子病历系统的推广改变了医生书写病历的习惯,尤其是对于完成高质量的门诊病历而言,给医生带来了额外的压力。在实际推广过程中,我们也遇到了一些困难。为了解决这些问题,我们首先需要梳理问题,明确责任分工,从技术和管理两方面入手。在技术方面,我们不断优化系统,包括自动带入患者本科室既往病历、常用诊断、医嘱一键代入、既往史信息引用、字数提醒等功能。在制度方面,我们将门诊病历的书写率纳入科室目标考核中,并定期通过院内 OA 系统、例会材料等方式进行通报。通过制度和技术配套措施的落实,门诊病历的使用率逐步上升。

三、实践总结

电子病历系统的应用是一个极其复杂的系统工程,需要多个专业、多个部门、多角色共同参与。在这个过程中需要树立统一的思想,借助标准工具,因地制宜,持续改进,注意事项如下。

1. 无论由哪个部门主导,电子病历系统的应用都应该从自身的角度出发,站在医院的角度认真对待工作。信息部门应积极学习和了解临床方面的规范、制度、流程和需求,以便更好地支持临床工作;同时,应与医务、护理、药学和临床等相关人员建立合作伙伴关系,不仅为了评级,更为了解决临床问题。

2. 为了更好地主导电子病历应用并赢得医务、护理、药学和临床人员的信任,信息部门需要深入理解医疗规范、制度和流程,充分了解临床需求,并不断学习和提升自身能力。

3. 必须建立一个完善的组织体系和协作机制,以确保领导分工明确、责任明确,并统一协调各个部门的工作。通过建立有效的协作机制,可以更好地推进系统应用和贯彻标准。

4. 要善于寻找工作的抓手,通过有力的措施来推进系统应用。同时,还要充分考虑便捷性,让临床人员能够轻松地使用系统。没有抓手时要积极创造抓手,以便更好地推进工作。

5. 要密切关注项目进度和风险,及时进行监督、跟踪和反馈。要控制工作节奏,及时梳理风险并调整策略。通过这些措施,可以确保项目顺利进行并取得良好的成果。

应用电子病历系统具有深远意义,体现在多个方面。它不仅可以强化信息化建设,更有利于医疗质量安全管理和医疗核心制度的落实。对于信息部门而言,这是提升医院信息化水平、增强影响力和认可度的一次难得的机会。特别值得一提的是,这个过程促进了各部门之间的协作。大家共同为一个目标努力,齐心协力推进工作,不仅加强了协作、沟通和理解,还收获了友谊。这个经验表明:通过共同努力和团结合作,我们可以实现更高的目标,为患者提供更好的医疗服务,助力医院高质量发展。

(卫荣　西安交通大学第一附属医院)

【应用实践分享】

1. 医院简介

(1)历史沿革,见图4-9。

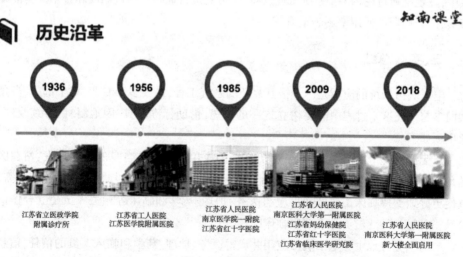

图4-9　历史沿革

(2)医院规模。医院实际开设床位4 500张,职工7 100人,急诊人次554.57万,出院人次 18.92 万,手术人次 14.83 万,平均住院日 6.6 天,四级手术率 48.41%。此外,还有一些集团化医院以及院府合作的医院,目前集团化发展 13 家,院府合作 13 家,区域协调 76 家,对口协作 9 家。

(3)重点学科。医院现有国家重点学科 1 个,国家临床重点专科 18 个以及建设单位 3 个,承担国家疑难病症诊治能力提升工程建设项目 3 项;现有省临床医学研究中心 5 个,江苏高校优势学科 1 个,省重点学科 1 个,省"国家重点学科"培育建设点 1 个,省"科教能力提升工程"医学创新中心 7 个、医学重点学科(实验室)21 个,省级专科(病)诊疗中心 8 个,省级临床重点专科 34 个。

(4)临床教学。江苏省人民医院是南京医科大学最大的附属医院,也是第一临床医学院、康复医学院、影像学院的所在地。

(5)社会评价。在社会评价方面,医院在 2021 年度全国三级公立医院绩效考核中,居全国第 16 位;在复旦大学医院管理研究所发布的 2021 年中国最佳医院排行榜中,盛京医院综合实力位列全国第 22 位。

2.信息化建设

(1)信息系统成效。江苏省人民医院于 2018 年通过互联网标准化成熟测评五级乙等,于 2021 年通过电子病历应用水平分级评价六级、2021 年度医院智慧服务分级评价三级等。

(2)智慧服务整体建设概况。在智慧服务评级方面来说,2021 年通过智慧服务分级的三级医院。智慧服务的评级包括诊前、诊中、诊后、全程服务以及基础与安全(图 4-10)。

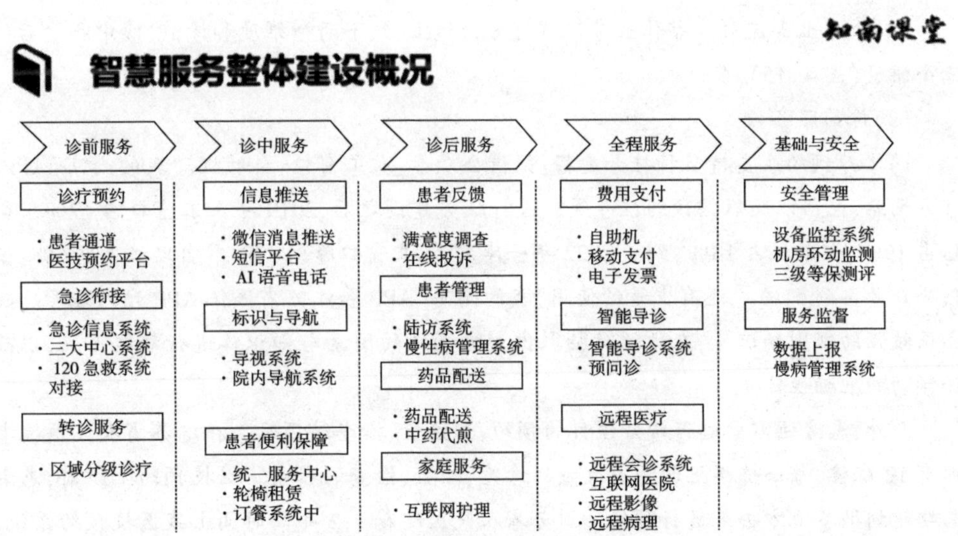

图 4-10　智慧服务整体建设概况

(3)智慧服务建设目标。以医院智慧服务分级评估标准体系为指导,应用信息技术改善患者就医体验,加强患者信息互联共享,提升医疗服务智慧化水平,为进一步建立智慧医院奠定基础。

3.智慧服务建设成果

(1)迎评历程,见图4-11。

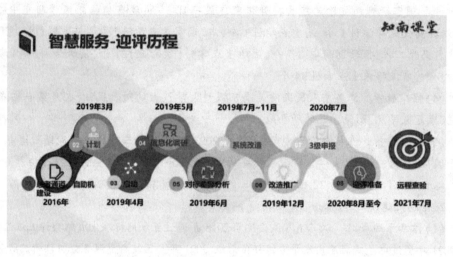

图4-11 迎评历程

2019年4月启动智慧服务评级项目,历时15个月的对标找差、系统改造,于2020年7月正式申报,2021年通过了智慧服务三级分级评价。

(2)整体业务流程。整体业务流程可分为线上、线下两个维度和诊前、诊中和诊后的三个维度(图4-15)。

(3)诊前服务

1)诊疗预约。支持多种挂号途径:微信公众号、人工窗口、自助机、"我的南京"APP、官方网站、电话以及短信预约挂号等。进行服务建设之后,2019年人工窗口占62%。微信占19%,自助机占13%,到了2022年一季度,人工窗口降到39%。自助机占到6%,微信公众号占到51%。还有少量的使用"我的南京"APP和江苏省医保APP预约挂号。建立医技预约规则知识库,在预约时抽取出影响预约的因素与知识库进行智能匹配,以确保预约的准确性。

此外,患者还需要进行诊疗项目的预约,如检验、检查等项目。在江苏省人民医院本部有12栋楼,每一栋楼里面都有大量的诊疗、检验、检查的科室。医技预约上线前,患者需要跑到很多地方去来进行预约。江苏省人民医院花了2年的时间上线医技预约系统,该系统实现了医技预约功能,建立了预约规则和知识库,将预约因素和知识库进行匹配,确保预约的准确性。基于智能预约规则库,患者预约模式采用自动预约为主,人工预约为辅的模式,从而提升医疗效率。自动预约率目前已达到了80%,减少了人工预约的工作量,同时提升了患者的就医体验。预约完成之后,通过微信公众号推送预约消息,包括检验、检查的地点信息,并支持位置导航。也支持通过 AI 电话,直接拨号告知患者预约信息。系统采取准确分时段预约,包括医技预约可以精确到 1 小时。

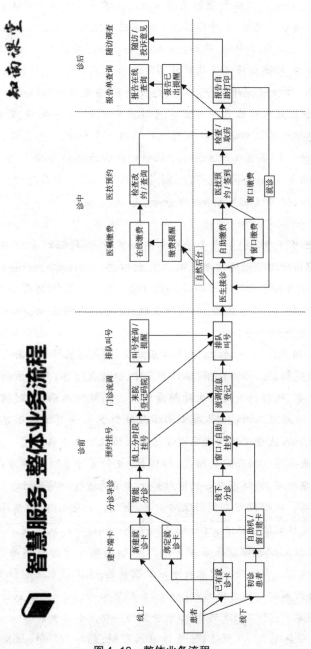

图4-12　整体业务流程

2) 急诊衔接。与院前120对接,充分利用移动互联网技术,提升医院救治能力。针对分诊,建立绿色通道,先诊疗后缴费,打通包括手术室在内的救治通道。盛京医院急诊系统设置专门的绿色通道实现上述操作,而且通过短信通知相关的医护人员,同时支持数字电话、AI电话通知到关键科室的值班人员。急诊衔接中按照等级进行排序。患者统一在候诊区域进行等待叫号,支持根据患者最新情况进行二次分诊并重新排序。盛京医院建设了五大中心,设计了卒中、胸痛、创伤、中毒、高危、孕产妇以及肺栓塞的绿色通道,支持先治疗后缴费,给患者提供了及时且高效的治疗。

3) 信息推送。诊前服务的消息推送,包括检验检查单、病理报告、影像、心电、超声等。此外,盛京医院还对接检查预约通知、手术进程通知、电子发票、查询打印、危急值提醒等内容。信息推送不仅面向患者,同时也推送给医生和护士。

(4) 诊中服务。江苏省人民医院诊中的服务包含患者订餐服务、互联网+护理等,互联网+护理服务由护士在程序中进行注册并提供护理服务。面向患者提供了"微病案"服务,支持病案快递、提供住院患者陪护服务等。

(5) 诊后服务

1) 患者管理(随访路径)。患者管理如图文宣教,通过随访系统推送到患者的手机端。患者在医院内外均可以通过手机接收宣教信息。相较于之前通过安装床头屏进行宣教的方式,手机端微信的推送可以花比较少费用收到较好的服务。此外,术前和术后的宣教、护理的宣教、用药的宣教、疾病的宣教、检疫检查的宣教,均通过以上方式实现推送。

2) 基层医师指导(远程手术)。推动诊后服务,对基层医师进行指导。江苏省人民医院和新疆克州医院相距五千多公里,眼科手术中,医生通过5G网络和视频平台成功实施了激光治疗的指导,远程的上级医生能够看到实时的操作画面,来对操作医生进行手术指导。盛京医院成功实现由机器人辅助的远程微创手术,专家在江苏省人民医院远程诊疗中心为新疆克州人民医院的患者完成了远程腹腔镜肾脏手术。

此外,诊后服务还包括费用支付,支持微信、支付宝等多种支付方式,支持医保电子凭证进行支付,在诊间,同样可以通过医嘱单上二维码进行扫码支付。

(6) 全程服务。疫情防护期间住院陪护要求严格,一患一陪,对于患者申请陪护流程也相对烦琐,要求核酸检测报告、行程码、CT报告。江苏省人民医院运用信息化手段,通过手机就可以进行办理入院。患者家属通过手机端填写身份证信息、CT报告、人脸信息、陪护的个人信息。由医院管理人员审核住院信息,完成住院审核流程,患者家属就可以直接到病区办理入住。患者信息和陪护信息档案留存,盛京医院病区的门禁通过存档的照片进行人脸识别,可以直接刷脸开门,并获得其体温和位置。

(7) 基础与安全建设。采用VPN进行准入控制,包括工程师、医生、护士,以及进修生均可以通过微信公众号来进行登记,并通过VPN加堡垒机来访问医院的系统。通过对全院的互联网系统的摸底、排查，全面掌握互联网的风险。疫情防控期间，江苏省人民医院较早地在全省上线智能闸机，每个病区均实现人脸识别，进行进出管控。上线登记码，记录患者在院通行情况，闸机记录信息包括了苏康码、行程码、人脸等信息，从而支持精准溯源。

（8）创新成果——慢病管理。江苏省人民医院通过线上、线下相结合的手段，进行慢性病管理和干预，并对患者进行随访。盛京医院还提供可穿戴设备，对有需要的患者进行心电等数据的实时监测与服务。

3．思考。对于评级，首先需要认真理解指南，确保基本项通过。其次，进行项目联动管理，需要协调医院相关部门共同推进。此外，院领导要充分重视，在智慧服务评级过程中，每周周例会研讨分析是确保智慧服务评级顺利通过的主要原因之一。

（王忠民　江苏省人民医院）

第四节　医院信息互联互通建设分享

国家卫健委统计信息中心发布的《医院信息互联互通标准化成熟度测评方案（2020年版）》等文件，为医院信息互联互通提供了具体的标准和评价依据。国家卫健委发布的《医院信息互联互通标准化成熟度测评管理办法》，明确了医院信息互联互通测评的组织管理、测评流程、评级标准等要求。各地方政府根据国家政策导向，出台相应的区域性与地方性政策，推动医疗卫生信息化建设，如《京津冀医疗卫生信息化发展规划》《上海市医疗卫生信息化"十三五"规划》等。

这些政策为医院信息互联互通测评提供了指导思想、目标要求和技术支持，有助于推动医疗卫生服务与管理系统的标准化建设，实现业务协同，提高医疗健康服务质量。在各项政策的联合推动下，医院开展互联互通建设已经刻不容缓。充分认识和理解医疗健康信息互联互通标准化成熟度测评的标准和规则，有助于医疗机构规范开展互联互通建设，合理规划互联互通评测计划，早日实现互联互通成长目标。

一、医疗健康信息互联互通评测概述

医疗健康信息互联互通标准化成熟度测评是由国家卫健委卫生健康信息标准委员会和国家卫健委统计信息中心共同制定的测评体系，是为了统一行业标准、提升医院和区域卫生信息化水平、惠民便民、顺应发展潮流推出的一套信息化测评体系。

2020年国家卫健委将互联互通标准化成熟度测评方案进行了更新，发布《医院信息互联互通标准化成熟度测评方案（2020年版）》。新版方案将互联互通标准化成熟度分为五级七等，按照从低到高的顺序分为一级、二级、三级、四级乙等、四级甲等、五级乙等、

五级甲等。每个等级的要求逐级覆盖累加，即较高等级包含较低等级的全部要求。随着等级的不断提升，对医院信息管理系统考察的侧重点也在不断变化。其中：一、二级主要关注数据集标准化的要求；三级则更加注重医院信息平台对于共享文档标准化的要求以及基于平台的数据整合；四级甲等、四级乙等要求建设完善的医院信息平台以实现业务协同和信息共享目标；五级甲等、五级乙等要求展现出互联互通的实际应用效果。

本次修订的目的包括：一是巩固基础，在进一步完善数据标准化的基础上，通过测评工作进一步落实健康信息化的建设成效；二是深化应用，包括现在比较热门的"互联网+医疗健康"如何跟院内系统地进行互联互通，还有跨部门协同、实现智慧医疗；三是推动创新，加快云、大、物、移、智、5G、区块链等新一代的信息技术在医疗健康领域的创新应用；四是综合监管，基于大数据不断提高卫生健康的综合监管能力和医院的精细化管理水平。

为了实现上述目标，2020版方案从四方面做了调整：一是强化分级管理机构职责；二是建设两支专家队伍支持定量测试和定性测试；三是优化测评流程和过程，从申请——专家线上文件初审——专家文审——现场定量测试——现场专家查验到等级评定（飞行检查）；四是完善测评指标，进一步丰富测评内容。其中，测评标准中变化最大的是四级乙等以上的建设要求，尽管具体分值虽然没有变化，但是要求的内容增加了很多，体现在下列方面。

（一）数据应用

医院要通过互联互通测评，有必要加强对业务数据的治理工程。新标准强化了5G、大数据、人工智能等新技术在医院场景下的推广，对医院业务数据的覆盖度（完整性）以及标准度（准确性）提出了更高的要求。推进数据标准化，要求医院需要有统一的基础数据、统一的主索引、统一的资源调配以及统一的系统管控，只有医疗数据通过统一的数据标准化之后，才能更好地实施临床决策知识系统。强调业务数据治理，如果标准化的数据治理没有做好，在实施临床决策时会发现数据源存在很多缺失或者数据值有空项，造成临床决策提示内容有误，因此加强数据治理非常有必要。

（二）共享文档

互联互通测评中对于共享文档有明确要求：三级需要有49个共享文档，四级乙等增加4个，到四级甲等则需要53个共享文档。其中不乏特殊情况，比如某些医院没有产科、中医科，无法生成相关共享文档，在申报的时候备注说明即可。

（三）交互服务

互联互通测评中对于交互服务的建设要求更加具体，测评的指标从以前的32个提升到了69个，引导医疗卫生机构在重要业务场景开拓信息交互应用。

（四）基础设施

基础设施增加了云端存储的备份，提升对存储安全性的要求，比如：四级乙等容灾要

求为 RTO≤24 小时、RPO≤24 小时;五级乙等的容灾要求为 RTO≤0. 25 小时、RPO≤
0. 25 小时。

(五)可选系统

可选系统数量提升,临床业务系统从 22 个升级到 33 个,医疗管理系统从 12 个升级
到 24 个,运营管理系统从 7 个升级到 25 个,医院的临床业务系统、医疗管理系统和运营
管理系统均需全面扩大建设规模。

(六)评价指标

评价体系中,定量指标和定性指标的总分值比例为 6∶4,分值设置如表 4-1。其中:
互联互通服务功能属于定量指标,占 25 分;业务应用系统(生产系统)建设情况属于定性
指标,占 2. 4 分。

表 4-1　互联互通评测指标分值设置情况

大项	评测内容	指标分类	分值	小计
数据资源标准化 建设情况	数据集标准化情况	定量指标	15 分	30 分
	共享文档标准化情况	定量指标	15 分	
互联互通标准化 建设情况	技术架构情况	定性指标	10 分	35 分
	互联互通服务功能	定量指标	25 分	
	平台运行性能情况	定量指标	无	
基础设施 建设情况	平台硬件基础设施情况	定性指标	6. 0 分	18 分
	网络及网络安全情况	定性指标	5. 5 分	
	信息安全情况	定性指标	4. 1 分	
	业务应用系统(生产系统)建设情况	定性指标	2. 4 分	
互联互通 应用效果	基于平台的业务应用建设 情况及利用情况	定性指标	7. 7 分	12 分
	平台联通业务范围	定性指标	4. 3 分	

(七)测评流程

医疗卫生机构参与互联互通评测的流程有所改变。首先,申请阶段流程更加简化,
申请机构可以自行参与,无须选择第三方检测机构,但通过四级测评后下一年方可申报
五级乙等;其次,数据准备阶段要求更加具体,强调做好信息标准符合性测试、信息化建
设成熟度专家评审两个部分的文档、接口、环境等准备;再次,测评阶段取消实验室送检
的环节改为直接现场查验,现场查验由定量测试跟定性测试两队专家进行评价。最后,
评定阶段,增加了飞行检查,保证测评的质量,由国家级管理机构组织飞行检查(抽查),

从标准符合性和应用效果两个方面进行复核。因此,即便医疗卫生机构已经通过四级甲等或者五级乙等的测评,国家将不定期进行飞行检查来进行复核。

(八)分级要求

新版标准的分级要求更加细化,增加互联网诊疗、人工智能、大数据等创新技术应用,申请机构务必要及时调整建设重点,避免"走弯路"。其中:四级甲等标准增加对就诊、医嘱、申请单和部分状态信息交互服务的支持,要求提供互联网诊疗服务,开始临床知识库建设,在卫生管理方面提供较丰富的辅助决策支持;五级乙等标准增加对预约、术语、状态信息交互服务的支持要求,要求申请机构提供较完善的互联网诊疗服务,初步实现基于平台的临床决策支持、闭环管理、大数据应用;五级甲等标准要求申请机构能够基于平台提供较完善的临床决策支持、闭环管理,实现丰富的人工智能和大数据应用。

(九)技术架构

新版标准鼓励医疗卫生机构探索微服务架构,三级及以上机构的信息整合方式增加了存储过程实现信息的交互和整合;信息整合技术也对四级甲等及以上机构提出新的建议:在总线技术基础上,可进一步探索基于微服务架构的环境搭建,实现服务注册、应用配置、服务监控、API 网关、服务安全、资源调度等方面的系统化管理,实现院内外部分业务的微服务化互通。鼓励更多机构建设独立临床信息数据库,对于数据时效性的考核指标更加丰满,四级乙等要求数据传输时间≥T+1,四级甲等要求数据传输时间<T+1;平台的可视化功能指标从 10 项增加到 12 项,数据脱敏配置成为四级甲等标配,新增了服务订阅管理功能。

(十)基础设施

新版标准引导医疗卫生机构在计算资源部署中向云端迁移,服务器设备要支持云端部署模式。对存储设备的安全性要求进一步提升,鼓励云端存储和云端备份,保留离线存储,五级甲等指标中连续数据保护能力分值大幅上调。网络设备要求发生变化,四级甲等要求具备无线认证和安全保障机制,五级甲等考察无线网络是否具有物联网与5G 部署接入能力。

(十一)网络安全

依照新三级等保要求规范云部署的安全建设,对三级及以上申请机构提高恶意代码防范能力建设要求,增加可信验证要求。应用安全部分,从四级甲等开始要求申请机构定期对应用系统进行安全检查与应急演练,信息安全分值大幅提高。要求申请机构开展安全管理制度体系建设,设立明确的网络安全领导小组或委员会,设立网络安全工作主管职能部门,明确职责,设立系统管理员、审计管理员和安全管理员岗位;人员管理上要求签署保密协议,关键岗位签署岗位责任协议,每年进行网络安全相关培训;建设和运维方面要有系统验收测试报告和运维管理制度、操作手册、记录表单和应急保障(演练)方案等。

(十二)系统建设

新版标准全面增加系统建设的指标,其中:临床服务系统建设情况的指标从 22 个增加到 33 个,新增急诊临床信息系统、预住院管理系统、血透系统等指标;医疗管理系统建设情况从 12 个增加到 24 个,新增危急值管理系统、互联网医院管理系统、手术分级管理系统、教学管理系统、电子签章系统等指标,运营管理系统建设情况从 7 个增加到 15 个,新增 DRG 管理系统、OA 办公系统、医疗设备管理系统等指标。

(十三)互联互通应用效果

新版标准从公众服务应用系统建设应用、医疗服务应用系统建设利用、卫生管理应用系统建设利用、大数据领域、5G、物联网等新技术应用和基于平台的外部联通业务等方面新增了评价指标。其中,对患者的服务包括自助服务、线上服务、线上支付等,实际应用量达到门诊量的 50% 才算满足应用要求;医疗服务应用增加了互联网诊疗服务和基于大数据的临床决策及科研应用,并对各项指标的实际应用比例提出要求,比如:一卡通的实际应用必须达到门诊量的 90% 以上才算达标。基于平台的外部联通业务,从 4 个增加到 8 个,平台外部连接要求从 7 个增加到了 11 个。

二、评审流程

互联互通测评从每年 11 月下旬申报,来年 1 月进行文审的初审,2 月进行现场评审(即正式文审),3~4 月进行定量测试,5~6 月进行现场的定性测试。

(一)报名流程

登录 chiss.org.cn,注册完成后申请测评、创建测评任务,进入自评阶段。自评阶段提交资料后,系统根据申报内容计算得分和等级。如果等级是四甲或者四乙及以上,就可以进入申请测评阶段。

(二)现场测评

现场评测流程包括听汇报、看资料、测数据、验系统、阅平台,最后由评审专家给出建议和结果。文审阶段,申报机构应充分准备汇报材料,PPT 尽量围绕评分标准展开,严格把控时间,突出重点和亮点。

(三)定量流程

文审通过之后进行定量测评,测评对象为正式环境数据,测评方式以自动化检测为主、以人工辅助为辅,具体操作为:随机抽测 1 年内 10 个人的病历,这 10 个人的病历必须是涵盖所要填报的等级所要涵盖的共享文档。比如四级甲等抽取的 10 份病历必须涵盖53 类共享文档。

申请机构应组织信息中心全员、院方重要部门负责人、厂商技术人员共同参与,会前会后由相关中层和高层领导出席,定量流程每一个环节都需要派专人响应,比如:建议信息中心指派一人来操作病案和 EMR 系统以及共享文档系统,配合专家抽取患者;安排一人对中签患者完成三项截图,三人对抽测文档进行截图;最后填写测评报告。

组建后台保障组和问题解释组,其中:后台保障组成员为负责共享文档核对的厂商技术人员和负责临床数据比对的信息中心人员;问题解释组成员包括信息中心领导、医务处和护理部相关人员,负责系统上线或临床规定等方面的问题说明。

(四)定性流程——现场走访

规划定性流程的现场走访时建议准备两到四组,分别走访门诊和住院,内容涵盖整个业务流程。其中:住院包括出入院、住院医生、住院护士、输血、审方、药房等;门诊包括自助机功能演示、公众服务演示、人工窗口介绍。具体服务包括:患者服务的移动应用、门诊医生站、患者医生站、药房药库、护理、医技医嘱、临床 CDSS、闭环展示、运营决策、机房、平台系统、区域诊疗、一卡通和健康码全流程就医、科研系统以及其他大数据等新技术应用,见表4-2。

表4-2　现场走访分组流程安排

组号	地点	时间	重点内容
门诊	急诊	9:55—10:10	急诊就诊流程及相关系统
	门诊大厅	10:10—10:25	门诊就诊流程及相关系统
	门诊诊室 (消化科门诊)	10:25—10:40	门诊医生站主要功能:处方开立、病历书写
	门诊药房	10:40—10:55	门诊发药流程
	检查科室 (影像科)	10:55—11:10	检查流程及相关业务系统功能
	检验科	11:10—11:25	检验流程及相关系统功能
	机房	11:25—12:00	硬件架构、机房安全、机房监控等
住院	出入院处	9:55—10:05	患者入、出院流程及相关功能
	病区医生站 (消化科13B)	10:05—10:20	住院医生站主要功能:医嘱、病历、临床路径决策支持等
	病区护士站 (消化科13B)	10:20—10:35	住院护士站主要功能:医嘱执行、用药闭环等
	输出科	10:35—10:50	输血流程及业务系统功能
	药房	10:50—11:10	药品闭环、药学知识库管理
	审方中心	11:10—11:30	审方系统主要功能
	机房	11:30—12:00	硬件架构、机房安全、机房监控等

如果医院建设有单独的闭环系统,可以由闭环系统查看各个闭环的节点情况。如果没有闭环系统,则需要在各个业务系统展示出闭环节点数据。比如 LIS 可以展示检验闭环,能查看每个项目从开具到结果返回,中间的各个环节都有相应的记录。BI 系统不仅

要合规,还要确保数据真实等。

整个互联互通建设需要完成的建设包括:搭建平台实现硬件和系统支撑,对硬件和机房开展规范建设,通过接口改造实现系统对接和系统接入实现交互服务改造(日均服务量50万以上)和46个标准服务建设,建设临床数据中心、主数据平台及主索引、知识库、CDSS和大数据应用开展各类数据应用。完善电子病历的数据支撑,包括HIS、LIS、PACS、EMR等跟患者相关的数据,数据量不低于1年。

(五)注意事项

1. 测评申请阶段。需要自评估了解本单位信息化建设基本情况,慎重选择申请等级。注意:专家可以直接评定降级。申请机构上级主管须是卫健委或卫健局。系统名称必须是"××医院信息平台",不能是"××公司平台"。

2. 标准化改造阶段。必须由一把手负责,信息部门主导,各部门协作。注意部门、厂商间的协调,对标找到差距整改,特别要注重标准化要求,注重应用效果。

3. 文件审查阶段。证明材料需要完成改造并定稿,确保系统上的证明材料是最新版,汇报中重点描述系统和功能,不需要过多描述技术。建议提前进行文件预审。

4. 现场查验阶段。准备汇报PPT、证明材料,要严格按照医院信息互联互通标准化成熟度测评指标体系规定的文档格式编写,图文要一一对应各项指标,重要指标要有简短的文字说明。对文审阶段评审专家提出的建议和疑问,要有针对性地修改和说明。使用真实系统演示、测评过程(专家定性指标核查+技术专家定量指标生产环境检测)答疑。评审期间,申请机构信息化人员不少于3人,专家组成员不少于5人,且人员由区域和医院专家共同组成(建议提前预查验)。

5. 走访工作说明,见表4-3。

表4-3　现场走访阶段主要工作说明

工作内容	说明	备注	意义	涉及人员
共享文档改造(数据层面整合)	建设共享文档系统,改造53类共享文档,涵盖院内所以业务	电子病历为核心一年内数据	体现数据质量,应定量检查	各业务厂商(提供数据整改脚本)医院(共享文档建设、数据规范填写、遗漏问题整改、测评辅助)

续表 4-3

工作内容	说明	备注	意义	涉及人员
院内、院外系统对接平台（接口改造）	四甲标准服务 46 个，院内系统接入需 31 个，院外系统接入需 5 个	平台日志呈现，考察真实、准确、实时性	体现平台对接能力	医院协调各厂商与平台人员
主要系统展示（现场测评演示系统）	单点登录、主数据－主索引、数据中心、全息、BI、闭环业务系统	同步情况、真实情况、准确情况、功能项配置情况以及匿名化隐私配置要求	应对平台可视化指标	信息中心（现场测评时阅平台）临床（现场测评时介绍演示）
互联网医院建设（线上系统建设）	图文问诊、视频问诊、线上转诊、记录病历、开具处方、线上随访、电子签章认证、线上线下一体化管理	必须满足五项功能，适当接入平台	新版重点指标	指定人员演示（信息中心或者互联网医院相关人员）
硬件及设施建设（基础设施建设）	服务器、存储、网络设备的建设，运维管理软件的正常使用，系统及环境的安全保障要落实	有专业人员规范管理	信息化安全的一部分，是否符合国家规范	信息中心机房及设备负责人，运维负责人
材料不可缺失（文件要求）	平台合同、验收报告、三级等保、互联网诊疗资质、保密协议、巡检记录、应急演练、整改记录、规章制度	各测评环节均需备好	必要要求	信息中心准备
信息中心、临床科室、医务处、护理部配合（测评时组织架构领导的支持）	信息中心发掘整改问题，临床完善数据来源，医务、护理制定业务流程	制定迎检路线、人员指定	应对定性现场的检查	临床科室（建议每个科室指定两名各部门领导参与引导、陪同）

三、建设难点和重点

在实际申报中，医疗健康信息互联互通标准化建设的重点和难点主要包括以下 11 个方面。

（一）数据安全

测评要求包括：数据脱敏配置管理，即临床数据用于第三方使用或其他需要脱敏或匿名化使用时,能够实现可视化脱敏配置;要有数据痕迹修改和访问控制功能,主要针对应用系统的文件、数据库等资源进行访问控制,避免用户非法使用;具有数据完整性(数据故障恢复)措施,数据传输进行加密处理,关键数据可追溯,医院信息平台中涉及医疗数据的传输、存储,可以采用电子签名及时间戳等相关技术来保证医疗数据的完整性以及可追溯性;可采用网络密码设备的加密、完整性验证、数据源验证、抗重播等技术实现信息在不可信网络上的安全传输;对电子病历进行患者匿名化处理,基于信息平台实现对电子病历的脱敏处理。采用替换、重排、加密、截断或掩码等脱敏技术对患者敏感信息进行匿名化,确保在信息平台中及提供正常医疗服务以外的(例如医疗保险等)传递中使用的资料不向非授权用户透露患者的身份及其他敏感信息。

(二)知识库

医院在互联互通标准化建设中需要做好知识库建设,包括过程控制规则配置知识库、疾病医学术语知识库、药学知识库、循证医学知识数据库、医学资料文献数据库、临床知识库统一管理平台。

(三)科研(五级)

科研建设集中在两个方向:数据挖掘和课题研究。内容可包括大数据检索(包含但不限于病历检索)、专病库、项目管理、科研成果管理、随访管理、数据分析与挖掘、元数据管理、数据治理与数据管理、后结构化处理、CRF、EDC、伦理审查管理、I期临床试验管理等。

(四)网络安全

四级乙等以上要求医院核心业务系统(含平台)完成网络安全等保三级备案与测评,主体系统和平台必须有等保证书,而不仅是备案证明。同时,作为测试对象的医院信息平台(或系统)必须具备软件著作权证书,运行 1 年以上并通过初验。

(五)脱敏、传输加密

数据脱敏配置管理是通过互联互通四级甲等的必要条件,临床数据用于第三方使用或其他需要脱敏或匿名化使用时必须能够实现可视化脱敏配置。支持程序配置,如共享文档系统中区分管理员权限和普通用户权限,普通用户匿名;CDR 大数据管理系统、主索引、一体化监控可配置;电子病历、HIS、叫号系统等要匿名。

(六)医务管理

在互联互通评审中,涉及医务管理的建设要点包括医疗质量管理、医疗流程优化、医务人员培训、患者信息管理、医疗纠纷处理。

(七)单点登录

重点是统一身份认证及门户服务建设,对登录时地响应时长、用户配置显示、代理认证、统一部署提出明确要求,强调网络安全建设,如:登录界面使用强密码验证,门户环境缓存 2 小时内自动清理等。

(八)DRGs 医疗服务指标

测评中要求的 DRGs 医疗服务指标包括 DRG 组数、总权重、病例综合指数(CMI)、费用消耗指数、时间消耗指数、低风险病例死亡率、中低风险病例死亡率、高风险病例死亡率等。

(九)身份认证

集中审核患者主动使用的线上服务功能,包括身份认证,支持患者通过在线刷脸;支持拍照上传证件和上传证件照片、支持照片 OCR 识别、支持医院工作人员后台人工审核。

(十)可信认证

医院应设有安全管理中心,具有可信验证能力。可基于可信根对通信设备的系统引导程序、系统程序、重要配置参数和通信应用程序等进行可信验证,并在应用程序的关键执行环节进行动态可信验证,在检测到其可信性受到破坏后进行报警,并将验证结果形成审计记录送至安全管理中心。

(十一)提供互联网诊疗服务

医院提供互联网诊疗服务,并对建设的功能点提出分级要求,其中:四级甲等需要大于等于 5 项,五级乙等需要大于等于 8 项,具体功能包括图文问诊、视频问诊、线上转诊、记录病历、开具处方、线上随访、电子签章认证和线上、线下一体化管理。

总之,医疗健康信息互联互通标准化成熟度测评是以卫生标准为核心、以信息技术为基础、以测评为手段实现信息共享的目标,通过开展标准化建设工作,打通医院内部系统互联互通,为区域互联互通奠定基础,从而让医院获得越来越多的数据资源。随着医院对于数据的需求日益广泛,医院对于数据价值的认知愈发清晰,对于"数据"的管理能力将在接下来一段时间持续影响医院的核心竞争力。

(丁剑　昆明市儿童医院)

第五章　医疗数据管理和利用

第一节　健康医疗大数据应用实践

一、健康医疗大数据发展现状与背景

健康医疗大数据被定义为我国重要的、基础性的战略资源，是国家大数据重点工程之一。《国务院关于促进大数据发展行动纲要的通知》和《国务院办公厅关于促进和规范健康医疗大数据应用发展的指导意见》是我国健康医疗大数据发展的两大纲领性文件。健康医疗大数据战略主要聚焦于大数据资源建设、大数据应用建设、大数据服务建设、大数据保障体系建设、大数据组织体系建设以及大数据专业人才建设六大领域。

健康医疗大数据涉及每个人生命的全周期和生活的全方位。健康医疗大数据的来源渠道广、类型多，包括医疗行为产生的临床医疗数据和实验室数据，患者就医过程中形成的费用、报销和基金使用数据，个人健康管理过程中产生的生命体征数据，生命科学企业等第三方企业产生的基因测序数据等。这些数据经采集、汇聚后进行清洗和关联，可作为健康医疗大数据的有效组成部分。

在健康医疗大数据建设和应用实践过程中，我们深刻感受到：标准化是整个医疗卫生行业健康医疗大数据发展的基础。多年来，我国医疗卫生标准化建设飞速发展，但是医疗数据质量标准的缺失仍然是阻碍医疗大数据整体发展的瓶颈。

从现实情况来看，大多数医院存在不同程度的数据标准缺失现象，不同系统的数据标准化水平参差不齐。比如，医保结算清单需要遵循医疗保障信息平台的标准规范，为了满足医保支付要求，相关信息系统的数据标准都是按照医保要求实施，因此数据标准化程度较高。其他信息系统也需要遵循卫生信息化的建设标准规范，但诸多标准让医院应接不暇。投入大、落地难，医院也只能逐步开展建设，于是出现了下述局面：医疗数据从生产阶段就存在质量差异大、标准化程度不高的问题，见图5-1。

元数据管理	主数据管理	值域代码管理
• 人口学及社会经济学特征 • 主诉与症状 • 健康史 • 体格检查 • 医学诊断 • ……	• 人员 • 科室 • 诊疗单位 • 物资 • 床位	• 人口学及社会经济学特征 • 主诉与症状 • 健康史 • 体格检查 • 医学诊断 • ……
国家主要标准	**国际主要标准**	**专科/专病数据标准**
• 性别码　　• 国家名称 • 民族码　　• 区县码 • 患者职业代码 • 婚姻状况类别代码 • 文化程度代码	• 国际疾病分类ICD-10扩展 • 国际疾病分类ICD-10 • 手术与操作字典(ICD-9-CM3)	• 心血管专科数据标准 • 创伤专科数据标准 • 传染病专科数据标准 • 代谢性疾病专科数据标准 • ……

图 5-1　主要医疗数据管理和标准举例

尽管健康医疗大数据的应用已有很多年历史,但是在实际应用中面临很多问题,包括整体规划不足、数据标准化程度低、大量历史数据沉睡、智能化应用程度比较低等。这些问题都需要在大数据的实际应用中逐步去解决。

二、大数据相关技术简介

健康医疗大数据是国家的重要战略资源,是未来的"新石油",它具有海量的数据规模、动态的数据体系、多样的数据类型和巨大的数据价值等特征。这些海量的、高增长和多样化的数据需要用一系列的新技术处理(如大数据技术、后处理技术)后才能成为具有更强的决策力、洞察力和流程优化能力的数智化资产,因此选择适宜的平台和技术进行医疗数据的管理、分析和挖掘,对于健康医疗大数据研究至关重要。

在设计健康医疗大数据平台时,通常会采用 Hadoop 来构建大数据生产体系,融合分布式的内存计算框架 Spark 及大规模的并行处理数据存储管理技术数据集市(massively parallel processing,MPP),实现大数据采集、大数据存储、大数据计算、大数据治理、大数据引擎、大数据服务等环节,为特定的对象提供基于健康医疗大数据的服务和应用。

在进行健康医疗大数据研究时,通常会采用"DIKW"模型。其中,"D"代表数据,即未经处理的数据;"I"代表信息,即经过处理和加工后具有逻辑性的数据,有助于我们"知其然";"K"代表知识,即从信息中提炼出的内涵,有助于我们"知其所以然";"W"代表智慧,即做出正确判断和决策的能力。利用"DIKW"模型,可以基于健康医疗大数据构建许多智能化的应用,其中,人工智能辅助诊疗是典型的"DIKW"模型应用之一。

在健康医疗大数据建设应用过程中,数据治理是健康医疗大数据平台构建过程中的一个非常重要的环节。常规的做法是：通过数据采集服务形成资源库，采用数据治理技术，结合健康医疗大数据标准规范对数据进行数据质量控制、规范化、标准化、归一化等，再进行清洗、关联、治理，进而形成标准规范的健康医疗大数据中心。数据治理的内容主要包括数据整合、数据清洗、数据脱敏处理、数据质量控制和数据资源管理。

此外，在整个健康医疗大数据建设和应用过程中，信息安全相关问题需要高度重视，尤其是数据安全。《中华人民共和国数据安全法》和《中华人民共和国个人信息保护法》对于保护数据安全有着更高的要求。在进行大数据平台建设的时候，除了常规的网络安全建设，还需要针对数据进行加密化、泛化、随机化、数据脱敏和数据合成等数据安全建设，对患者的姓名、身份证号码等一系列个人信息要进行脱敏处理，防止患者信息泄露。

三、健康医疗大数据实践规划

健康医疗大数据探索与实践的初期，中南大学湘雅二医院制定的健康医疗大数据规划目标如下。

1. 数据汇聚方面。实现多源异构健康医疗数据的采集汇聚、关联整合和互联互通。
2. 标准制定方面。制定领先的健康医疗大数据技术规范和标准体系。
3. 技术突破方面。突破临床诊疗、医疗本体、组学数据分析和深度挖掘等技术。
4. 隐私防护方面。基于可信计算实现健康医疗大数据信息的全周期主动防护。
5. 示范应用方面。建立基于健康医疗大数据的系列试点示范应用。
6. 人才培养方面。汇聚并培养一批高端领军人才和研发应用团队。
7. 医疗智库方面。结合健康医疗专家分析形成高质量湘雅医疗智库。

持续推进健康医疗大数据探索意义深远，我们可以从数据、资源、技术、应用四个层面，持续探索新技术、新应用、新业态在健康医疗大数据领域的自主创新能力。数据层面，将多源异构的碎片化的数据进行有机整合，为健康医疗大数据应用奠定可靠的数据基础。资源层面，建立大规模的医学知识本体，为健康医疗大数据的深度应用奠定全方位的资源基础。技术层面，突破健康医疗大数据汇聚、治理、分析挖掘核心技术，推进健康医疗大数据应用的产业化。应用层面，探索建设健康医疗领域突出问题的示范应用，为服务健康中国国家战略贡献数据力量。

建设标准规范体系是健康医疗大数据中心构建的根本，要建立并制定健康医疗大数据的标准规范体系，并充分应用健康医疗数据资源形成统一的数据交换规则与模式。具体包括：制定数据元值域标准化、数据集标准化、共享文档标准化和交互服务标准化等一系列标准化，通过标准体系促进基于健康医疗大数据应用的建设和推广。

健康医疗大数据的整个实践步骤主要包含数据采集、数据存储、数据治理、分析挖掘、数据建模、数据应用等主要处理过程。首先进行数据汇聚，主要是通过批量抽取等方式将前端的数据源采集进大数据平台资源库，此时存储的所有数据均为与源端相同结构的原始数据,相当于拷贝。然后通过数据治理、文本分析、图像识别、知识抽取等一系列的服务,将资源库中的数据进行一系列的转换、清洗、融合以及标准化处理,形成可用的规范数据资源存入大数据中心,即数据资源区。最后数据资源区可根据主题库和知识库的形式来存储资源,针对不同的应用,从数据资源区抽取相关数据形成专题模型库存入数据服务区,直接为应用中心提供数据支撑。

健康医疗大数据探索与实践过程中广泛应用的关键技术为健康医疗大数据的标准化治理、医学数据自然语言处理和健康医疗大数据分析与挖掘。例如:针对非结构化的电子病历文书内容,采用深度学习和自然语言处理技术对历史病历文书进行学习以后,形成结构化的电子病历数据提取模型,基于该模型可自动完成电子病历内容的结构化处理。结合自然语言处理和大数据分析建模技术,构建医学知识图谱系统。一方面官方权威医学知识荟萃,另一方面沉淀医院临床专家的诊疗经验,融合理论知识和经验知识为医学知识的建模、获取、审核、展示和知识应用提供系统支撑。这一方式同样适用于积累临床数据服务科研项目,为科研特征变量的获取、患者画像、疾病画像、专科诊疗视图等提供基础知识与技术支撑。

四、健康医疗大数据实践情况

中南大学湘雅二医院健康医疗大数据探索与实践的规划思路借鉴了"大脑模型",即:信息如何通过各类传感器来获取,依托神经(网络)采集的数据又是如何用于指挥与决策的。具体规划从促进海量数据的有效利用、提升医疗质量与安全、扩展医疗服务能力、形成快速响应决策能力四个维度开展。

健康医疗大数据的实践路径按照整体规划、分期建设,先试点、后推广,先基础、后应用的方式进行,整个建设过程需要强基础、重应用,关注阶段性产出和成效。健康医疗大数据的核心是数据,如何完成从数据到可交易的数据价值转化是非常重要的。为解决这些问题,我们需要关注健康医疗大数据从产生、应用、增值到再产生的全过程,形成业务与数据的闭环,构建健康医疗大数据价值的生态体系。该过程一般分为三个阶段:第一阶段完成流程分析、标准梳理、模型定义、模型构建;第二阶段完成采集汇聚、关联整合、数据存储、质量核查;第三阶段完成数据治理和数据应用。

整个健康医疗大数据体系构建以后,盛京医院规划了面向行业的监管、基本医疗和公共卫生的管理体系,面向科研团队、临床医生和普通社会大众分别提供不同类型的大数据服务。例如:在医疗质量管理方面,利用大数据实现了医疗质量闭环管理,基于临床相关专业医疗质量控制指标,从质量监测、质量预警、专家评审与分析报告、持续改进与风险预测等方面对医疗质量进行闭环管理,包括:系统通过质量监测来发现问题,通过预警发现问题,通过专家评审与分析报告分析并定位问题,通过持续改进与风险预测进行具体问题的解决和预判。

　　在医院运营管理方面,基于大数据的管理平台对医院开展和参与的各类业务活动开展医院精细化运营管理指导,包括医疗服务、公卫服务、科学研究、医改相关服务、教学综合监测等。在患者服务方面,探索构建的大数据患者服务平台,一方面通过数据对患者的院内情况进行重点关注,另一方面将数据采集延伸到院外,通过可穿戴设备获取院外的健康数据并进行上报。在临床科研方面,采用大数据、人工智能、知识图谱技术构建科研技术支撑平台。临床科研人员通过这个平台来完成临床科研,并尝试将产生的科研成果通过服务的形式应用到临床业务系统。

　　尤其在临床科研方面,基于大数据平台可以为临床科研提供多样化服务。临床科研分析流程是一个复杂的过程,由于研究时间跨度一般比较长,参与方很多,一旦假设不成立,将严重浪费时间和资源。因此,在多个临床科研实践的基础上,我们针对常规的科研流程进行适应性改进:在科研人员提出假设以后即可收集历史病历资料,通过这些历史病历资料,对假设进行初步的分析和验证。如果假设不成立的,就提前提醒研究人员引起重视。改进后的科研流程,就变成了回顾性研究方法。在前瞻性研究开始以前,对这种假设的合理性进行初步验证,提高了研究效率。临床科研一体化的建设,可以帮助医院临床科研团队和科研管理者实现选题立项、科研管理、数据采集、数据处理、数据分析等全过程的科研实施。科研团队可以快速锁定研究发现并且获取患者的样本数据开展病历分析,在提高科研效率的同时,还实现了科研数据规范化管理。此外,盛京医院还搭建了基于大数据与人工智能临床辅助决策系统,以知识图谱技术为核心构建理论与检验体系,利用知识推理技术为医生提供了支撑。

　　整个大数据应用和探索过程高度重视安全体系建设,在传统安全以外,为了提供更可靠的数据环境,从部署方式、主机安全、应用安全、数据安全方面都进行了全方面的考量,保证整个大数据系统的安全和应用的安全,见图5-2。

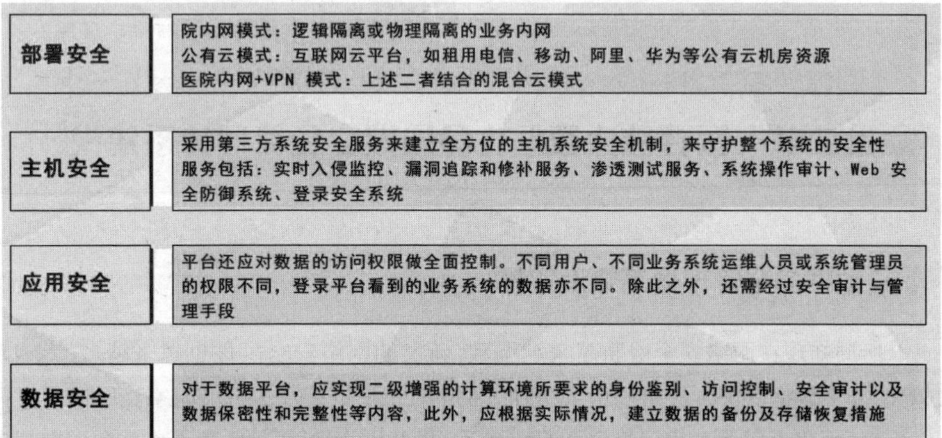

部署安全	院内网模式:逻辑隔离或物理隔离的业务内网 公有云模式:互联网云平台,如租用电信、移动、阿里、华为等公有云机房资源 医院内网+VPN 模式:上述二者结合的混合云模式
主机安全	采用第三方系统安全服务来建立全方位的主机系统安全机制,来守护整个系统的安全性 服务包括:实时入侵监控、漏洞追踪和修补服务、渗透测试服务、系统操作审计、Web 安全防御系统、登录安全系统
应用安全	平台还应对数据的访问权限做全面控制。不同用户、不同业务系统运维人员或系统管理员的权限不同,登录平台看到的业务系统的数据亦不同。除此之外,还需经过安全审计与管理手段
数据安全	对于数据平台,应实现二级增强的计算环境所要求的身份鉴别、访问控制、安全审计以及数据保密性和完整性等内容,此外,应根据实际情况,建立数据的备份及存储恢复措施

图5-2　医院安全体系建设情况

五、健康医疗大数据应用思考

总的来说,健康医疗大数据应用发展空间广阔,目前依然处于初级阶段,尚未带来更多的发展和显著的价值。

首先,健康医疗大数据的持续发展需要有更多的人参与,应该推动协同模式的变更,要构建能力开放的健康医疗大数据平台。在建设模式上,因为每一个组件都可以由不同厂商来提供,所以一个大数据平台必须支持不同厂商来参与。比如:技术能力强的公司搭框架,精通业务的公司来建设前端。在整个协同建设过程中,医院要对自有的信息化服务能力进行有效管理与开放,灵活满足内部和外部的服务互通与对接要求,做好管理和监控,达到共建共享的目的。

其次,医院可以利用大数据技术和健康医疗大数据平台构建可持续发展的健康医疗生态服务体系,实现数据保值和增值。因为数据本身是没有价值的,只有依托于业务场景才能产生价值。数据的采集、存储、处理、合作过程,需要消耗大量的成本。只有数据与用户结合并在应用中产生了增值,它才是具有价值的资产。所以,在实际业务中数据要不断产生医用增值,形成业务的数据闭环,这才是理想的数据价值生态,也是利用大数据的终极目标。

最后,建立个人健康云平台是健康医疗大数据开展应用的另一主要场景,可以对个人健康的档案数据、健康的监测数据、生活数据进行汇聚、管理、分析和运用。例如:基于健康医疗大平台数据构建一个慢性病管理的大数据应用,对慢性病一体化防治、分级诊疗、随访管理、关联分析等做一系列管理和分析,从而帮助患者制定个性化的疾病防治和干预计划。

因此,我们需要不断加大健康医疗大数据的应用,让健康医疗大数据更好地为医疗、管理、科研和患者服务。

(朱洪涛　中南大学湘雅二医院)

第二节　医疗健康数据生命周期安全管理体系建设

一、数据安全管理体系建设背景

众所周知现在网络安全威胁越来越严重,新发的网络安全事件也越来越多,影响越来越大,其中数据安全事件格外引人关注。例如:2022 年 7 月 21 日,国家互联网信息办公室依据《中华人民共和国网络安全法》(简称《网络安全法》)、《中华人民共和国数据安全法》(简称《个人信息保护法》)、《个人信息保护法》《中华人民共和国行政处罚法》等法律法规,对滴滴全球股份有限公司处人民币 80.26 亿元罚款,这一事件跟数据泄露是密切相关的。即便是滴滴公司这样有强大的技术背景的公司,仍然发生了重大数据安全事件,可见数据安全形势不容乐观。

近年来国家不断完善我国法律法规的体系,包括《网络安全法》《个人信息保护法》《数据安全法》。这一系列法律法规的落地为数据安全与网络安全工作提供指引,要求相关责任人要明确信息安全的红线和底线。

结合最近几年的以数字化转型为代表的信息化发展趋势,目前大多数医院正处在从业务数据化到数据业务化的数字化转型的阶段,未来将要实现整体的智能化,这个过程将是数据驱动以及价值驱动的,因此对数据价值挖掘和数据利用提出了更高的要求。大数据时代要求"用数据说话",数据管理和利用的模式产生了一系列变化,包括存储方式、使用方式等,数据的所属权、使用权和管理权也都有了更清晰的界定。

医疗行业数据的个性十分鲜明,因为它既有临床数据又有人口数据,同时还有许多管理数据,所以医疗数据的复杂度非常高。实际上整个医疗行业的信息系统也是非常复杂的,一家大型医院的系统数可能会达到上百个,产生的数据大部分都是异构数据,这些系统的建设时间跨度较长,所以系统的防护措施和存在的安全漏洞也差异较大。

医院现在的数据共享条件尚未成熟,目前数据的使用绝大部分还局限在医疗机构内部。未来要充分挖掘医疗数据资产的价值,数据的开放和共享是必然趋势。但是目前数据的开放和共享所面临的最大风险就是数据安全的问题,一旦出现数据泄漏或者数据安全的事件,医疗机构作为主体需要承担责任,信息中心主任作为主要责任人就要承担主要的责任,所以这方面也是目前制约医院数据开放最重要的一个因素。

2022 年《数据安全法》正式实施,从数据安全的总则和制度、保护义务、法律责任等方面做出了比较详细的规定,阐释了数据开发与数据安全相辅相成的关系,规定国家机关应建立保障政务数据安全和推动政务数据开放的制度措施,并在附录中明确了涉密数据处理活动等。《数据安全法》的诞生标志着数据安全上升到了国家安全的层面,具有非常重要的意义。

《数据安全法》的主要关注点包括:第一,明确数据安全责任制,落实数据全生命周期管控责任。包括规范医院内部建立数据安全的组织架构,明确岗位职责,制定数据安全流程规范、制度等,为数据安全的基本管理体系建设指明了方向。第二,通过数据分类分级的管理,探索建立数据资产管理机制。第三,发现企业数据安全隐患,降低数据安全风险。通过风险评估的手段识别风险,并且通过整改提升数据安全防护的能力。第四,落实数据安全管控措施,梳理数据全生命周期的活动。这一点对于整个数据安全管控平台的建设极具指导作用。第五,建立数据安全事件的应急响应机制。第六,定期组织开展数据安全的培训教育,提升全员数据安全的意识。第七,聚焦政务数据安全与开放,保障政务数据开放共享平台安全。

对于医疗机构来说,目前《网络安全法》和《数据安全法》所规定的第一责任人是医院的院长和书记。但是,处罚对象集中在主要负责人和造成严重后果的直接责任人,就是信息中心主任。因此,医院信息中心必须重视网络安全和数据安全,见表5-1。

表5-1 《数据安全法》规定的法律责任

主体	违规行为	单位	负责人
组织、个人	未履行数据安全保护义务或未采取必要的安全措施	5~50万	1~10万
	拒大改正或造成大量数据泄露等严重后果的	50~200万	5~20万
	违反国家核心数据管理制度、危害国家主权、安全和发展利益的	200~1000万	
	违反本法第三十一条规定,向境外提供重要数据的	10~100万 情节严重:100~1000万	1~10万 情节严重的:10~100万
	拒不配合数据调取的	5~50万	1~0万
	未经主管机关批准向外国司法或执法机构提供数据的	并处10~100万 造成严重后果的:100~500万	1~10万 造成严重后果的:5~50万
中介服务机构	进行非法来源数据交易	违法所得的1~10倍 10~100万	1~10万
国家安全机关、国家工作人员	未履行本法规定的数据安全保护义务的		依法处置

二、数据安全管理体系建设内容

医院必须明确数据安全管理体系的建设目标,包括:第一是以数据安全风险防范为目标,构建数据安全生命周期的医疗健康数据安全解决方案。第二是聚焦日常运维和保障,结合自身业务的特点引入相应的运营机制,提升数据安全的综合保障能力。第三是依托数据安全服务和数据安全技术平台,形成一套包含数据安全管理和技术相结合的防护体系,为医疗行业提供一个可以推广的安全体系框架。

医院数据安全管理体系建设包括五大任务:第一,构建全面合规的数据安全技术与管理体系;第二,构建以数据安全态势感知为核心的技术支撑体系;第三,构建以数据安全风险管理为核心的纵深防御安全体系;第四,构建新技术新威胁下的先进防御检测体系;第五,构建安全运营管理体系。

数据安全管理体系总体框架如图5-3所示。首先是以零信任架构为基础,搭建安全管理、安全技术、安全运营三大体系。其次是提升医疗机构的数据可知、风险可视、安全可控、问题可溯等四方面的能力。最后是实现从采集、传输、存储、处理、交换到数据销毁的全生命周期的安全防护体系。

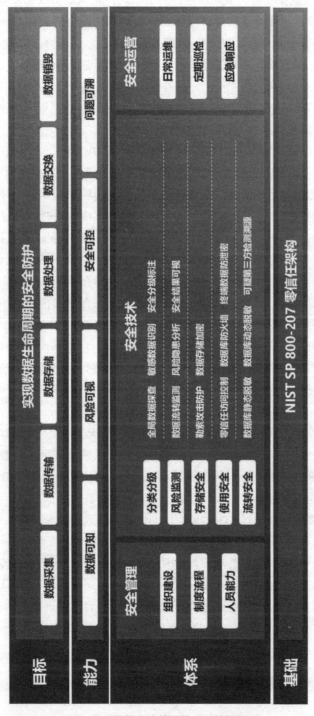

图 5-3 数据安全管理体系总体框架

我们借鉴《数据安全能力成熟度模型》的国家标准，从能力成熟度等级、安全能力维度、安全过程维度这三个维度构建医疗数据生命周期的安全防护体系和流程，具体主要表现在以下四个方面。

第一，数据采集方面。首先进行数据资产的梳理，即：利用数据资产识别的工具对现有数据库进行梳理，对医院数据资产分布进行排查形成数据的资产分布图。梳理的内容主要包括：目前存在的数据类型、数量、版本以及详细信息；数据资产的物理分布；数据资产中相应的账户信息以及数据访问权限等。

第二，数据传输和数据存储方面。主要采用数据加密技术，三级等保以及相应的一些信息安全检查中会涉及数据加密，国家倡导采用国密算法对数据的传输和存储进行数据加密，尤其是敏感信息的加密。在日常的网络数据传输和数据调用环境下，医院难以实现对所有敏感数据的完全加密，这是因为需要对许多应用进行改造，同时加密和解密的过程会对性能造成较大的压力，因此在真正的内网环境中实现此目标相对困难。目前，我们正在尝试采用数据库透明加密系统，以加密内网环境中的数据，该系统同样适用于对第三方数据进行加密和解密。所谓透明加密，是指在不影响现有应用的前提下，通过串联的加密系统以及对敏感信息的定义，对数据进行存储和传输的加密和解密处理。在复杂的应用环境下，这种加密方案更适合。

第三，数据处理方面。目前，数据脱敏技术已经成为广泛采用的一种技术，无论是临床应用还是科研应用都需要对数据进行脱敏处理。特别是在向第三方提供数据服务或访问数据时，敏感信息必须进行脱敏操作。因此，我们希望通过建立一个集中的数据脱敏平台，来构建一个旁路的脱敏系统。

第四，数据交换方面（包括向第三方提供数据的情况）。为了确保数据的安全性，我们使用数据安全大脑对整个数据中心进行扫描，以形成四个方面的涉敏数据集、涉敏应用集、涉敏接口和涉敏账户。具体而言，首先通过扫描对其中的敏感信息进行归集；其次，使用数据安全态势感知平台（即数据安全大脑）对这些敏感信息进行监控；再次，一旦发生数据泄露，我们可以通过STP的监测机制快速追溯数据泄漏的源头；最后，我们还会对日志和流量进行相应的监测和分析，以确保数据的完整性和安全性。

基于零信任机制之下，也会对所有的用户身份进行验证，包括数据传输安全、异常访问的增强认证、业务全流量的审计等方面进行相应的加强。比如：身份认证方面，在核心系统中引入双因素认证的机制，通过SSO的单点登录平台来实现统一的身份认证。同时结合电子签名CA认证的技术，在用户登录时可以采用用户名密码+扫码登录的方式实现双因素的认证。在数据传输方面，采用隧道技术和加密的手段来保证数据传输安全。

三、数据安全管理体系建设状况

数据态势平台上线后的初期我们监测到许多脆弱性告警，发现了许多明文访问、漏洞和风险,这些都是平台自动监控到的风险和警示。根据风险警示,对相关应用进行了相应的整改,增加了双因素认证机制。为了应对可能存在的数据泄漏风险,应对风险数据进行了溯源,以便核实和整改相应的风险。同时,在内网的核心区域部署了数据脱敏平台,对生产数据库和重要信息进行自动的数据脱敏。脱敏后的数据被应用于测试开发环境,并用于对外提供的科研数据、上报数据等方面。

四、数据安全管理体系建设展望

医院数据安全体系建设任重而道远。一方面复旦大学附属肿瘤医院将基于数据安全大脑进一步完善整个医院的数据防护体系,另一方面加强数据加密工作。作为国家卫健委国密算法的试点单位,近两年盛京医院一直在推动国密算法在医院的落地使用。

除了院内的数据安全体系建设之外,盛京医院数据分级管理也在进一步细化,根据国家对医疗健康数据的分类主要分为个人属性、健康状况、医疗数据、支付数据、公共卫生以及卫生资源数据等。通过数据分类,我们对现有医疗数据进行了敏感度的分级。

第一级,可公开发布的数据。

第二级,可内部使用的数据,包含一般的人口信息以及各类卫生和医疗服务信息,但是不需要识别具体个人身份信息。

第三级,包含服务对象的部分基本信息,但是不容易通过这些数据识别到具体的个人。

第四级,必须准确识别个人信息,基本包含了完整的个人信息以及个人健康医疗数据。这些数据必须进行严格管理,一旦发生信息泄露,会对个人和医疗机构产生严重损害。

第五级是针对特殊的疾病诊疗或者特殊人群的数据保护。某些特殊的疾病或者特殊的人群必须进行特殊的授权才能够进行访问,这类数据需要进一步的鉴别身份和控制访问等。

对于敏感度分级数据的管控进行了相应的要求。对于第一级数据,无特殊要求;对于第二级、第三级(普通级)数据,对身份认证、加密算法、加密传输等有相应要求;对第四级、第五级(敏感级和受控级)数据,就要严格地进行管理。

未来,复旦大学附属肿瘤医院在提升内部数据安全管理体系建设基础上开展深入探索,为医疗行业的数据安全管理体系建设贡献一些力量,为全行业提供可供参考的框架、技术和实践,推动医疗行业在数据安全方面获得更快的提升。

（王奕　复旦大学附属肿瘤医院）

第三节 大数据欺骗性释例及对策探讨

一、大数据的定义及思维变革

美国国家标准与技术研究院（NIST）将大数据定义为：数量大、获取速度快或形态多样，且难以用传统关系型数据库体系分析方法进行有效分析，或者需要大规模的水平扩展才能高效处理的数据。

从临床研究的角度来讲，大数据的思维方式跟传统的临床研究思维方式相比，区别主要有三个方面：第一个方面是大数据通常指的是全部数据，而不是随机的抽样数据，比如要研究糖尿病，那就对所有的糖尿病患者都进行研究，而不是用传统的方式去抽样；第二个方面是强调允许混杂性而不是强求精确性；第三个方面是大数据研究得出的结论常常是相关关系，而不是因果关系。这三种思维方式的变化需要特别关注，作为信息中心的工作人员，我们在服务临床、服务管理的过程中，不仅可以通过业务系统建设来支撑医院运营发展，还可以发挥大数据思维优势通过数据利用来提供服务。当然，这就需要我们更多地了解临床业务，了解管理业务。只有了解得越多，才能服务得越好。

二、大数据欺骗性释例

如图5-4所示，我们将从数据、模型、结果这三个方面介绍大数据欺骗性的案例。

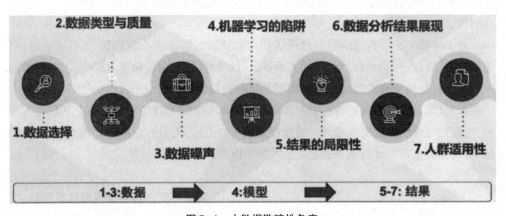

图5-4 大数据欺骗性角度

(一)数据选择

关注大数据之前必须先关注小数据,因为大数据中包含着大量的小数据问题,这些问题不会随着数据量的增大而消失,只会变得更加突出。

【举例1】乔布斯辍学,创办了苹果;比尔·盖茨辍学,创办了微软;扎克伯格辍学,创办了 Facebook。如果通过这些例子就得出结论——只有辍学才能成功,就犯了用个例来代表全体的错误。那么,这个小数据的例子属于数据选择的偏倚。

【举例2】假设在做临床研究的时候需要通过患者随访的方式观察药物的副作用,为确保数据的质量,研究人员在进行电话随访时一定要跟患者核实身份,只有患者本人接听随访电话才算是有效数据,否则这条数据就要被排除。研究人员希望通过这种方式确保整个随访调查的真实性及质量。最后得出结论——药物效果特别好,副作用非常小,死亡等重大的副作用几乎没有。但是,通过这种方法得出的结论显然有问题,因为由这个药物导致死亡的患者根本接不到电话。对于这一类问题的错误,我们称之为幸存者偏差。

【举例3】非医疗领域的例子。街道维修工人需要经常去维护坑坑洼洼的路段,他们每天都要到很多的路段巡视,看看哪些路段需要维修,巡视的过程非常耗时费力。后来有人设计了一个方案来解决巡视辛苦且耗时的问题:开发了一个 APP,这个 APP 能够收集到手机重力感应相关的数据;当司机在路上开车时,就能够通过司机手机 APP 传回的数据知道这个路段是平坦的还是坑洼的。由此可以避免维修工人到路上去巡查,提高了工作效率。但后来出现了新的问题——富人区的路段都得到了很好的维修,而贫民区的路段却没有得到很好的维修。原因如下。

1.要想让居民的 APP 传回有用的数据,首先居民需要有一辆车,但贫民常常没有。

2.使用者必须是一个年轻的群体,才会经常随身携带手机和经常使用 APP,但贫民手机持有率也不高。

3.使用者还得有闲心,愿意经常打开这个 APP,但贫民难得有闲心。

因此,数据收集和分析人员往往采集到的都是富人区的道路数据,而贫民区的道路数据少之又少,这就导致了富裕的街区其路段更容易得到修复,而贫民区的路段却得不到及时的修复。这是方案设计时的一个系统误差。

(二)数据类型与质量

上述提到的问题都是数据的选择问题,接下来我们重点看一下数据质量的问题。大数据领域有一种说法——只要数据量足够大,一定能得出正确的答案。其实不然,这句话成立的必要条件之一就是数据质量达标。若干年前人们对"太阳围绕地球转,还是地球围绕太阳转"存在争论,那时人们普遍的认知是"地心说",后来才改为"日心说"。当时99%的人都认为地心说是正确的,如果基于这些说法,按照"大数据思维","大数据"

可能就会得出一个"大错误"。因此,我们要注意:不是数据量大就可以得出正确的结论,数据质量至关重要,尤其需要注意数据是主观的还是客观的。

接下来看一个医疗领域的例子:在 POEMS 综合征(Polyneuropathy, Organmegaly, Endocrinopathy, M-protein, Skin changes syndrome, 是一种与浆细胞病有关的多系统疾病)中的"M"指的是单克隆球蛋白,国外报道 POEMS 综合征 M 蛋白的阳性率非常高,甚至高达100%,但之前国内报道的 POEMS 综合征中的 M 蛋白的阳性率一直显著低于国外同行的报道。研究人员在此前的分析中曾经考虑是否与人种有关,但在后来的研究中发现事实并非如此。导致这个现象出现的原因包括几个方面:第一个方面是中国此前的 M 蛋白的检测方法敏感度不够高,可能导致部分阳性的样本未检出;第二个方面是尽管当时中国有很多文章,但均为抄录文献而不是原始文献;第三个方面是与很多欧美的研究比,国内研究对患者随访的时间偏短,有效的阳性数据未能入组。后来将这三个因素排除之后,发现中国 POEMS 综合征患者 M 蛋白的阳性率和国外没有区别,几乎是100%。

在医疗数据研究中,即便是客观数据,数据的质量对于研究结果的影响也非常关键。无论是主观数据还是客观数据,我们都要注意数据的准确性。

(三)数据噪声

有一个例子大家或许耳熟能详:2009 年甲型 H1N1 流感暴发前几周,谷歌成功预测了 H1N1 在全美范围的传播,甚至具体到特定的地区和州,令公共卫生官员们和计算机科学家们倍感震惊。相比于滞后的美国疾病控制与预防中心(Centers for Disease Control and Prevention, CDC)平均 1~2 周才能更新数据,谷歌的数据是根据用户的访问习惯获得,例如患病后"寻医问药"的行为,因此谷歌的数据比 CDC 的数据能够提前 1 周发布。一时间,谷歌成了一个更有效、更及时的流感风向标。但是随着时间的推移,到第二、三年谷歌的预测成功率大大下降,研究发现由于流感预防宣传力度较大,后来很多人看到新闻或通知后担心自己患流感去谷歌查询,而不是因为自己有流感症状才去查,因此结果数据中带入大量噪声导致模型不准确。所以噪声在医疗大数据的应用建模当中特别重要且需要避免。

(四)机器学习的陷阱

我们从大熊猫识别的例子就可以发现:在正常的模型中,建模之后某一个应用识别大熊猫有57.7%的可信度。后来被加了一个对抗性的攻击之后加了一个像素叠加,经过叠加之后人眼看起来还是一个大熊猫。但是模型识别出来,99.3%的概率认为是一个长臂猿。

在医学领域也有类似的例子。曾经有报道称:在 CT 图像上,一个以色列团队可以通过对抗性攻击让一个癌症患者的影像被 AI 误读成是一个正常的影像。当然也可以反过来,使得一个正常的患者影像由 AI 读片后出具了一份癌症的报告。

再看一个数据泄漏的例子：预测一个患者是否患有肺癌需要考量很多的因素，比如年龄、性别、吸烟与否、有没有肺癌家族史等，这些因素都可以用来建模。但是如果我们在这些候选的特征当中加一个"患者是否进行了肺癌切除术"，这个模型的准确性就会非常高。但事实上如果这个患者需要预测他是不是有肺癌，结果特征里面包含了"患者是否进行过肺癌手术"，说明预测的结果已经被用到特征中，这种倒因为果的现象，Kaggle称之为数据泄露，应极力避免。

（五）结果的局限性

某个电影院的大数据分析显示：在一个电影院中看《战狼2》的观众有89%的人购买了冷饮，但是看《前任3》的观众有73%的人购买了热饮。通过预测得出结论——看动作片的时候，观众看得热情澎湃，所以要降温；看《前任3》的时候，观众看得非常悲观，所以要热饮温暖一下受伤的心。但是事实情况可能并不是如此。真实的情况是《战狼2》是在夏天上映的，而《前任3》是在冬天上映的。这里暴露的是混杂性的问题，其中混杂了季节的因素。关于结果的局限性相关的混杂因素影响，在传统研究中存在，在大数据时代亦然。

得出因果关系是医疗领域研究者孜孜不倦追求的方向。但如前文所述，绝大多数的大数据研究很难得出严谨的因果关系。要想得到一个因果关系，通常需要从五个方面着手：第一排除随机误差；第二排除系统误差；第三排除因果关系；第四排除混杂因素；第五排除时间因素，需要前瞻性的研究来验证。

（六）数据分析结果展现

曾经有一个品牌手机某一个年度第四季度的销售情况变差，但统计图却看不出明显下降的趋势，仔细研究发现原来是因为统计图展示的是累计销售量，而不是同比或环比。还有一些例子是将坐标轴的原点设置成负数而不是零，给人一种增长率还不错的错觉。

（七）人群适用性

AI 的模型，并不是某个医院做出一个成功的模型就能拿到另外一个医院直接使用。因为人群适用性、数据环境应用可靠性的原因等，还需要进行相应的研究和验证才能得出是否适用于其他医院的结论。

三、大数据欺骗性应对策略探讨

1. 提出问题。一定要注意是不是大数据本身能够回答的问题。譬如刚才提到"绝大多数大数据的研究很难得出因果关系"，所以尽量不要让它去回答因果问题。

2. 研究设计。要尽量避免偏倚、识别混杂、慎言因果。

3. 数据收集。一定要全面，主观数据和客观数据要注意辨别，有时候甚至是客观数据都不一定完全正确，务必追求数据准确、真实。

4.数据处理。要注意异常值的处理,包括极值的处理,还需要注意时间的顺序。

5.模型建立,一定要选择合适的模型,训练库、测试库有时候还需要第三方验证;需要注意对抗样本的删除或是还原,避免特征泄露;建模模型的鲁棒性,在真正推广应用前我们一定要注意验证。即便模型投入应用也不是一成不变的,譬如刚才提到的谷歌模型,一定要根据每一年数据背景的变化去进行对应的迭代。

6.结果呈现。如前面所述数据展示时的欺骗性。

7.场景的适用性。

大数据时代并不缺乏"支持"论点的数据,缺乏的往往是批判性的思考。

(朱卫国　北京协和医院)

第四节　构建统一的医疗数据平台

当前背景下,医院信息部门面临着巨大的转型挑战,同时也迎来了难得的学科发展的战略机遇期。信息化建设的复杂度和安全性不断提升,导致医院对于信息部门的专业要求不断增强,公立医院改革与高质量的发展要求医院信息化建设必须跟上,信息部门作为医院高质量发展的主要参与者,专业能力雄厚的信息部门势必会发挥更重要的作用,其中对数据的管理和认知是信息部门有效促进公立医院高质量发展的一种体现。

一、医院数据的现状和挑战

从目前医院信息化进展的整体趋势来看,医院的建设理念已经逐步从"信息化建设"转向"数字化转型"了。我们可以从英语译文上看出一些端倪。信息化建设(information-technology application)更注重信息技术的具体应用,而数字化转型(digital transformation)更注重利用信息技术对原有业务形态进行转型升级。比如:我们正在尝试推广和提倡的VR、MR、XR等虚拟现实技术,如果发展到一定程度,其应用效果能够接近科幻小说中提到的"赛博空间"这样的水平,即:由计算机网络所构成的虚拟环境,可能就会深刻改变许多行业的交付形态。信息化本质上追逐的目标是万物互联。为了达到目标,必然需要更大的带宽、更低的时延和更广泛的连接以采集和传输更多的数据,达到一定程度后才能为数字化转型奠定基础。

(一)数据的概念和分类

数据是医院信息化建设的出发点和落脚点,信息化建设不管是从规范性需求、效率性需求还是创新性需求,都会产生大量的数据,可以说数据是信息化建设实践的关键要素,也是体现信息化价值的核心支撑。

医院的数据类型按照传统意义可以分为三类:第一类是结构化的数据,比如标准化的表型数据,这类数据一般都是从跟业务流程密切相关的管理信息系统中获得的。第二类是半结构化的数据,属于非标准化的表型数据,比如用自定义标准的 XML 描述的数据,一般用于文档管理。第三类是非结构化的数据,比如从多媒体管理信息系统中获取的图像影音数据。在数据平台广泛建立的今天,我们也可以通过第二种方法进行分类,即:根据从数据仓库中取出的是批式数据还是流式数据来进行区分。

(二)医院数据现状和应用挑战

在医院具体实践中,"信息孤岛"的现象比较普遍。造成这样的现象有主观原因也有客观原因。从主观角度看,主要是前期规划不到位,包括一些标准设计和制定比较滞后,或者在信息化建设中协调不力导致一些信息系统运行中形成了"独立王国"。从客观角度看,部分医院有刚性的保密要求,一些系统必须与其他系统物理断开;还有一些异构系统、异构数据库之间虽然并非物理隔离,但是互联互通所需的改造成本太高,一时难以落地。这些原因造成了"信息孤岛"现象将在比较长的一段时间里客观存在。

医院的信息化进程已经持续二十多年,大部分医院是按计划、按批次开展信息化建设的,并且很多项目验收后还在持续改进,所以各个医院的信息化项目实施水平参差不齐并且参与厂商非常多。早期标准制定进程滞后于建设进程,导致信息化建设的标准化和数据的一致性都比较差。近年来,随着国家将数据纳入生产要素,对健康医疗大数据的发展应用着手开展规范引导,数据资产的观念开始深入人心,想要协调各方贡献数据变得困难起来。

医院信息部门在传统意义上的职能还是以建设为主,数据应用方面的能力比较有限,往往难以适应医院数字化转型的相应需求的。当前信息化建设的一个主要矛盾是数据治理能力不足、数据治理体系同日益增长的数据利用需求之间的矛盾。此外,数据治理的概念在业内还没有完全达成共识。

(三)医院数据治理的必要性

什么是数据治理? 国际数据管理协会(DAMA)给出的概念是:数据治理是对数据资产管理行使权力和控制的活动集合,也可以理解为有效地操作和管理数据。从近年来医疗信息化建设热点也可以清楚地感受到这一点。国家通过电子病历、智慧服务、智慧管理三个测评体系构建了"三位一体智慧医院"建设目标,推动医院规范数据集、提升互操作性、扩大数据采集范围、探索科技惠民新模式。同时也在积极推动包括 DRG、DIP 等典型的大数据辅助决策的应用落地,鼓励探索人工智能技术的应用支撑各类业务的演进转型等,这些动作都需要大量、高质量数据的支撑。这些尝试正在从不同视角、不同维度提升医院数据的可用性。

在这样的背景下,构建统一的医疗数据平台就成为智慧医院建设中的一项重要任务,其中心任务就是整合数据孤岛、规范互联互通行为和建立数据治理体系以支撑上层的数据应用。主要技术路线就是先采集、再治理、最后输出给应用系统,同时重构医院信息系统架构。综上所述,统一的医疗数据平台是数据治理的重要工具,数据治理贯穿医疗数据平台建设使用的全程,两者就像是一枚硬币的两面。

二、医院数据治理的重点、难点和思路

医院数据管理面临的困难和挑战非常多,如类型繁多、完整性差、一致性差、准确性差、管理分散、安全薄弱等,解决这些问题是数据治理实践中所要完成的主要工作。数据治理有助于改善信息系统互联互通、数据共享、数据驱动的应用落地和增强数据安全。

数据治理的可行性以前并没有得到充分探讨,但从近几年大数据应用的具体实践中,人们意识到数据质量迫切需要提升,数据治理工作纷纷提上日程,这项工作开展的可行性逐渐被人们关注。政策方面,国家陆续出台了重要法规文件来保障数据治理的开展,并鼓励大家尽快行动起来。技术方面,大数据、人工智能、云计算技术快速发展且已经相对成熟,关键算法也在医疗场景下做了大量应用,在多次迭代后也日渐成熟,在国家整体战略框架下,信息技术自主可控进程也在稳步推进。可以说,推进数据治理的条件已经基本成熟。

数据治理的整体思路是从机制、质量、安全、数据流通、数据服务、数据洞察这六个方面来开展工作。但其中的核心点,我认为有两个:一是明确权责,数据治理的全生命周期中哪些环节、哪些事情应该由谁来干,是整个流程中最重要的事情;二是建立全生命周期的数据管理的运行机制。数据治理整体思路的核心就是立规矩。

数据治理的原则包括创新驱动、规范有序、安全可控、开放融合、共建共享。原则需要所有参与者共同遵守,而不是只有一个部门或一部分人去遵守。图5-5显示,从基础的业务系统中可以获取基础数据。基础数据治理工作主要包括采集、映射、清洗、后期优化、建立主数据管理等,然后通过整个数据治理组织和基本流程工作完成整个数据全生命周期的管理和治理,最终产出高质量数据,给上端应用提供支撑。

数据治理体系设计中有一个核心点是主数据管理,这是数据一致性的前提和保障。主要手段是完成多源异构数据库之间的数据元或元数据的映射。在此基础上对治理数据对象划分主题域,这是数据精细化管理的重要基础工作。

数据治理的主要工作有3项:第一,构建数据湖和数据仓库,完成原始数据的采集、清洗和存储。第二,根据业务需要构建相应的数据集市,构建面向需求的数据立方体。第三,建设集成平台,完善主数据和规范数据互操作方法。

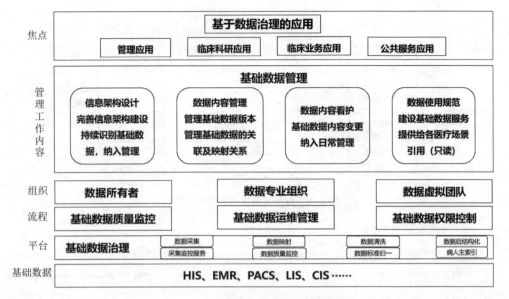

图 5-5　数据治理体系的总体框架

利用数据湖和数据仓库采集业务系统的原始数据,构建兼顾流式和批式数据采集需求的 ODS 层,然后在 ODS 层的基础上构建 CDR、ODR 和 RDR 等不同业务主题的数据中心。在数据湖、数据仓库建设中最重要的就是明确数据所有者、数据管家以及发布的相应数据标准等基础性信息,是数据治理的最重要的基础性工作。面向具体应用需求可以构建规模较小的数据集市。

(一)数据采集技术的架构和原理

数据采集技术是数据治理技术栈中的重要部分。由图 5-6 可以看到常见数据采集技术的架构和原理。医院的具体实践中,经常采用实时采集和数据抽取这两种方式通过相应的工具集来完成数据采集。整个采集过程由系统自动调度完成,并配置有数据采集质控模块。

结构化数据的采集技术相对简单,主要有离线和实时两种采集方式。离线采集方式主要是通过 ETL 工具来实现,实时采集方式主要是通过解析数据库日志来实现。比如 Canal、Oracle Golden Gate、DataBus、Postgre 等,有时也通过软件接口和集成平台,用消息机制调度数据采集业务。

非结构化数据的采集技术,也有离线和实时两种采集方式。离线采集方式一般通过 FTP 方式进行文件传输。实时传输方式主要通过 Flume 等基于日志的工具,有时也通过软件接口完成数据采集。

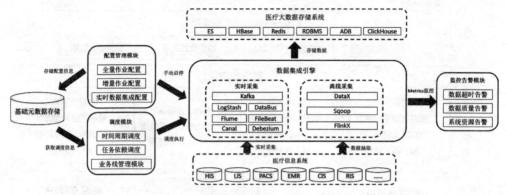

图 5-6 数据采集技术的架构和原理

(二)数据质量控制

建设统一的医疗数据平台面临的最大挑战是海量的数据处理工作,因为人工处理的效率已经无法匹配需要,必须建立一套自动化的、可以自治的工具体系,可以实现自动调度、自动监控、自动质控、自主运维。

(三)数据安全框架

数据安全框架是整个数据中心建设过程中非常重要的一环。需要在统一原则的基础上,根据医院的实际情况,在国家法规的基本框架之下去完成个性化设计。主要原则有:规范性、先进性、适用性、可扩展性、开放性、兼容性、可靠性、系统性和安全性。在这些原则的基础上,可以给出如图 5-7 所示的基于安全技术、安全管理方面考虑的基本数据安全框架。

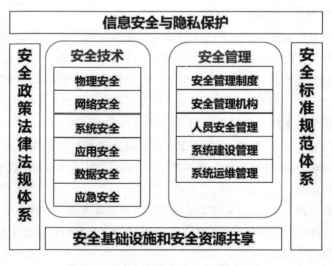

图 5-7 信息安全与隐私保护的基本框架

(四)数据治理的组织实施

数据治理的组织实施主要有三个方面:第一,管理组织架构要权责分明。在传统的信息化建设过程中,有些时候工作边界不够清晰,会导致相互推诿扯皮、工作进度拖延。第二,管理规范体系一定要有章可循。如果没有相应的制度保障,就很难将工作常态化地开展下去。第三,监督评估体系一定要有效可查。数据治理需要纳入医院的绩效考核体系中,跟收入挂钩后才能有效保障整个数据治理体系的正常运转。

三、医疗数据平台的作用和实现思路

医院信息系统中会产生大量的数据,这些数据基本上只完成了业务过程的电子化存储,价值周期相当短暂,后期还要消耗大量资源去长期保存。某种程度上说,医院的数据在体现价值之前实际上是负资产。数据想要产生价值就需要完成四个任务:第一个任务是要找到数据需求场景;第二个任务是持续改进这些数据的质量;第三个任务是将这些数据反馈给业务,用于业务优化;第四个任务是抽象数据驱动业务的模型,向其他场景推广。

国内大部分医院都在积极地推进大数据应用探索,遇到的核心痛点和堵点包括以下三个方面:第一,部分业务数据没有完成闭环,导致数据质量不高,溯源、质控困难;第二,由于重复建设或者缺乏统筹造成的信息孤岛,数据比较分散,共享比较困难;第三,数据处理的方式较落后,缺少适应数据分析需求的应用支持,数据处理人工依赖度较高,数据处理效率比较低。

因此构建统一的医疗大数据平台势在必行。统一的医疗大数据平台需要满足五项需求,包括医院数据整合利用需求、内部业务协同需求、数据上报需求、系统交互需求和应用门户整合需求。根据需求可以梳理出较明确的建设目标:一是整合现有信息系统的数据;二是建立实用有效的数据治理体系;三是构建协同共享的临床、管理和科研数据中心;四是支撑数据驱动型应用,促进医院数字化转型。建设需要把握四方面原则:一是安全可靠,自主可控;二是统筹建设,统分结合;三是标准统一,互联互通;四是需求导向,灵活扩展。

选择技术路线需要考量的因素主要有:支持海量全类型数据的分布式计算和存储,可以适配医院业务场景,性价比高、通用性强,最大限度地自主可控。

常见的数据计算框架有 MapReduce、Storm、Spark、Flink 等,其中 MapReduce、Spark 更加适合现有应用场景,它们主要采取批处理方式,能够支撑海量封闭数据集的分布式计算。数据存储框架主要是分布式对象存储,其中有些支持 S3 协议,支持 HTTPS 直接访问,可以满足未来的扩展需要。关系型数据库选择余地非常大,但出于技术路线的战略安全考虑,PostgreSQL 可能更有前景。分析型数据库方面,像 Doris、Greenplum 等基于

MPP 的分析型数据库都值得持续关注,见图 5-8。

西京医院大数据组件

大数据计算框架	MapReduce/Spark
大数据存储框架	分布式对象存储
大数据关系型数据库框架OLTP	PostgreSQL
大数据分析型数据库框架OLAP	Doris/Greenplum/PostgreSQL

图 5-8　技术路线的选择

平台总体架构已经较为成熟,包括数据抽取、数据处理和数据服务等功能模块,可以满足实时、非实时或混合型的数据支持。建设要点和重点有以下几方面。

(一)数据服务

首先,数据采集服务,关键是按照标准采集数据,标准的选择范围包括:一是国内外通用标准,二是卫健委制定和推荐的标准,三是参考公开标准制定的本地标准。这些标准主要满足绩效考核、数据交换、推断决策等业务领域的数据采集需求。标准确定后,根据业务需求进行数据建模,常见的数据模型包括电子病历、绩效考核、医保结算以及重症监护等。

其次,数据仓库管理服务,重点是软件选型。为了满足业务需求,一般考虑是要求软件同时具备大数据分析和对象存储能力。现有的 ADB、GaussDB、Doris 都符合要求,原生支持高可用,满足数据分析的效率。也有一些不完全按照业务领域,而按照数据类型建立数据仓库的尝试,这样软件可能更有效地匹配底层硬件,获得更佳的性能。

再次,人工智能服务,主要是为了服务自动调度、系统自治化,从而尽量达到数据服务自动化运行。

最后,数据协同服务和数据引用价值管理服务。其中:协同服务主要是通过集成平台实现,通过面向业务协同的一系列服务来实现主数据共享、跨院区业务互操作。数据价值运用管理服务则是扩大受益方的关键,因为只有确保数据提供者的权益,才能获取更多数据,进一步发挥数据资产的流通属性,形成乘数效应。

医疗数据平台可以看作是大数据应用研究的数据湖、应用系统集成的数据集市、多机构协同的业务中台,同时也是把传统 HIS 去中心化的一个具体措施。

(二)硬件资源平台的设计思路

配合医疗数据平台的建设需要硬件资源平台的支持。主要有以下四个方面考虑:第一,自主可控;第二,性价比高,建议采用通用架构;第三,灵活便捷,可以敏捷管理和弹性扩容;第四,安全可靠。

(三)信息安全设计

应当在技术方案上满足国家等保的相关要求,同时在管理制度上明确参与部门权责。

(四)运行维护

参与各方在运行维护方面分工各有侧重。业务部门负责使用和数据源头质控,信息部门负责统筹设计建设和日常运行技术保障,厂商负责软硬件研发维护。

(五)实施方法

一般应由业务机关牵头协调,信息部门进行技术支持,业务部门负责业务对接,中标公司负责具体实施。考虑到建设预算一般较大,也建议引入监理公司监督项目规范开展。

可以说,数据是信息化建设的价值体现、学科交叉创新的支撑和业务数字化转型的依托,数据治理是医疗数据平台的前提条件和主要任务,数据驱动的信息化建设正当其时。

四、医疗数据平台建设的思考与展望

关于医疗数据平台建设,往往会听到两种声音:一是感觉实施的周期较长,二是感觉作用和效果没有达到预期。问题只有一个——如何控制好项目风险并发挥好平台的应有作用。医疗数据平台的风险点主要在统筹协调、数据标准、数据治理、接口改造和可持续性几个方面。破解思路包括:一是建立有力的项目协调推进机制;二是研究制定本地化的数据交换标准;三是研究制定持续闭环的数据治理体系;四是建立多源异构的系统整合技术规范;五是探索建立数据资产贡献评价体系。

持续推进医疗数据探索,对于信息部门来说意义深远。因为医院信息化建设是一个持续改进的过程,数据驱动的医院信息化建设更加有利于信息部门去动员和团结医院各学科各领域的工作人员协同共创,营造全员参与、携手共进的良好局面,更加有利于帮助信息部门把握当下机遇,为医院数字化转型和高质量发展发挥应有的作用。

(蒋昆 空军军医大学第一附属医院西京医院)

第五节 医疗数据利用与治理新视角

公立医院正在向高质量发展转型,从发展模式、运行模式到资源配置都在追求更加有据可依的精益模式。为了实现医院转型目标,医疗数据成为众多医院管理者推动和引导转型发展的重要抓手。于是,一场从信息化到数字化的转型大战悄然拉开帷幕。作为这场大战的"先头部队"——医院信息该如何运用医疗数据服务新时期医院发展的要求?

一、从 IT 迈向 DT,医院信息化建设回顾

广州医科大学附属第二医院信息化建设历程大致分为以下四个阶段。

第一,以财务为主线。从 20 世纪 90 年代开始建设信息系统,聚焦人、财、物管理,旨在提高收取医疗费用的效率与准确率。

第二,以电子病历为核心。从 2009 年开始推行电子病历,实行面向管理、面向医疗、面向患者三位一体的管理模式。

第三,平台化区域化建设。从 2012 年开始的集成平台、HRP 等系统陆续投入使用,医院作为第一批接入广州市全民健康信息平台试点,将检验、检查、电子病历等信息上传至平台。其中:检验检查为触发性上传,即当报告结果产生时便直接发送至平台,患者在广州通公众号即可进行查询。

第四,数据治理、智能化应用。2016 年开始建立数据中心,包括临床数据中心、运营数据中心、科研数据中心,AI 和大数据分析应用。

医院在信息化建设过程中以互联互通为目标推进信息平台建设。截至 2022 年,医院运行的业务系统超过 100 个,合作公司超过 20 家,医院信息化基础建设已经初具规模,见图 5-9。

与此同时,政策对公立医院运营管理的引领方向也日益明确。从《国务院办公厅关于建立现代医院管理制度的指导意见》《关于加强公立医院运营管理的指导意见》到《国务院办公厅关于推动公立医院高质量发展的意见》,都离不开业财融合这一主线任务。为了完成这一任务,各级管理者必须用数据驱动业务,因此,医院已经处在从信息化到数据化转型的进程中。

那么,信息化跟数字化到底是什么关系?

信息化不等于数字化。数字化和信息化的差异在于现实物理世界和数字化世界谁占主导权,以打车为例:传统出租车业务,是物理世界主导的;而网约车的业务,是数字在世界主导的。由于业务模式完全不同,用信息化的手段当然解决不了数字化的问题。

对于医院来说,只有信息化高度发展后才会逐步进入数字化转型,从 IT 走向 DT。医

院数字化转型条件成熟有以下四个特征。①数据来源不再仅仅局限在院内(院前、院中、随访)。诊疗、咨询、检查和随访,老百姓不用来到医院,在家中或社区卫生服务中心就能实现。②数据采集从主观录入逐步到客观采集。过去医疗数据采集多为主观录入,现在有物联网、互联网等技术,设备可以实时采集信息避免人工误差。③真正实现闭环管理;只有形成闭环才可以逐步提高数据的质量,提升数据在医院当中的利用效能。④利用数据提升医院管理。高质量的数据可以从多个维度支撑医院优化运营管理。医院数字化转型的关键在于医院信息化发展程度,只有当医院的信息化在高度发展中具备上述四个特征后,才能够考虑数字化转型。

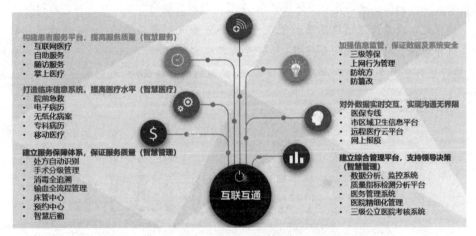

图5-9　以互联互通为目标,推进医院信息平台建设

二、医疗数据的价值

既然大部分医院信息化已经趋于成熟,我们就要思考如何推动医院开启数字化转型。如果医院数字化转型以价值为导向,那么站在医院运营管理的视角,数据的价值从何处体现呢? 基于盛京医院实践,下文将从新技术应用及数据采集智能化应用与风险分析,建立数据中心及深化数据应用、建设绩效体系及改善考核指标等3维度阐述。

【应用实践分享】

1.新技术应用及数据采集智能化应用与风险分析。

(1)借助物联网技术实现急诊绿色通道数据精细化管理。作为国家卒中中心和中国胸痛中心总部,广州医科大学附属第三医院已经开展急诊绿色通道建设多年。从接到患者开始,有20多个时间点需要进行采集录入,过去是人工抄写,中间尝试变成PDA,录入效果不理想。后来我们开发了一套基于患者手机端导航的物联网系统,最终将其引入急诊绿色通道进行时间管理。

这套系统集物联网定位无感自动化采集、应用集成自动化采集、医疗设备对接自动化采集、PAD/PDA 移动 App 简化采集于一体。第一,用物联网做定位,从患者进门口到所有检验检查科室等都做了电子围栏,只要患者带着手环经过电子围栏,就能自动获取到达时间;第二,将其与医疗设备相联动,能够自动取得这些设备的结果以及出结果的时间;第三,使用平板、PDA 或手机辅助医护人员工作,医护人员不需要录入数据,但会收到每个阶段的时间提醒;第四,事后评价,系统自动梳理时间节点并进行人工核查,确定每个节点的最终时间,采用数据自动采集、手工补充及确认的方式完成国家要求的上报数据。目前盛京医院约85%的数据是自动完成采集,并且能够对数据的准确性做出一定的判断。

该系统帮助急诊绿通提高质控管理水平:一方面做到事后质控,对超时的环节的流程和效率进行针对性的优化和提升;另一方面实现实时质控,在救治环节中提醒剩余时间,超时进行实时告警提示,并通知质控管理,提前判断分析风险,避免医疗事故发生,见图 5-10。

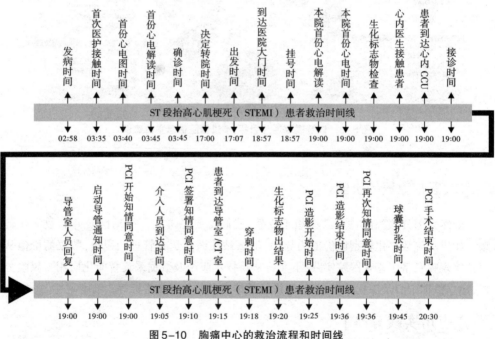

图5-10　胸痛中心的救治流程和时间线

(2)智慧病房的建设。目前,很多医院都在建设智慧病房,虽然投入大,但是收效十分显著。盛京医院积极开展智慧病房建设,包括:第一方面是床旁终端,主要用于显示患者信息并且实现提醒、交互等作用;第二方面是输液检测系统,通过物联网技术监测滴速;第三方面是智能床垫,实现患者生命体征数据自动采集和传输;第四方面是定位手环,专门针对特殊患者,如:神经内科中一些意识不清但能行走的患者,能对患者进行定位及轨迹追踪;第五方面是智能公告屏,展示护理中需要注意的各种事项,见图5-11。

(3)院外随访+互联网医院。院外随访服务包括两个方面。一方面是科研随访,医生根据病种去设计随访的计划,提醒患者按时录入相关信息,随着物联网的发展,部分数据考虑自动采集。另一方面是为腹膜透析患者提供线上全流程管理,让在家腹膜透析的患者可以得到线上服务,结合目前已有的互联网医院实现患者全周期数据采集,脱敏后的数据可供医生进行科研分析。

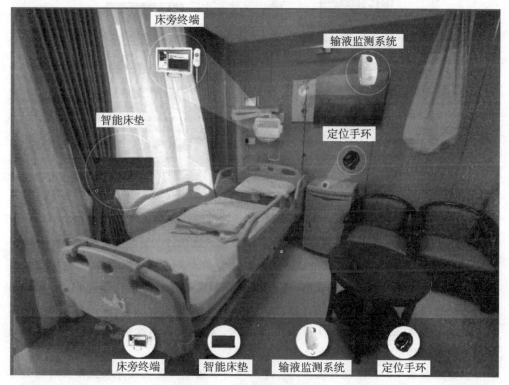

图5-11 智慧病房典型应用

(4)人脸识别+物联网在手术室的智能化应用。手术室的智能应用引入人脸识别和物联网技术完成手术执行时间追踪。通过人脸识别采集医生到达的时间。之前医生到达时间、切皮时间等由巡回护士在系统确认完成,但无法避免有医生找护士长修改时间的现象。现在通过这项技术便能够取得真实的时间数据提供给质控科,对他们分析手术室各时间节点的执行情况有很大帮助,见图5-12。

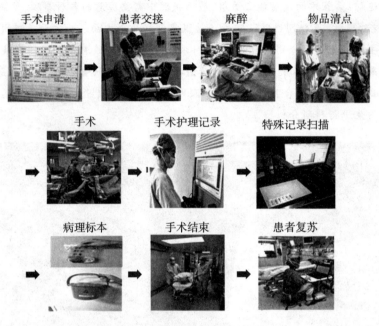

图 5-12　手术全流程精细化管理

（5）智慧后勤助力资产管理与效能分析。该项目在设计之初希望对所有资产都能进行定位，但在项目测算阶段发现项目启动成本及费用太高，于是评估后改为先对呼吸机和监护仪这两种移动性强的仪器定位。通过对仪器定位来判定是否在使用，如：定位在病区房间（床边）则默认状态为使用，定位在库房则默认为闲置。各科室成本数据采集主要包含六个模块：能耗模块、维修模块、运送模块、安全模块、医废模块和巡检模块，模块采集到的数据可用于各科室成本计算，见图 5-13。

2. 建立数据中心及深化数据应用。建立实时数据中心是医院开展数据应用的必要前提。原来数据分散在医院的不同业务系统，数据规范性和质量较差。通过建设数据中心，可以把业务系统的数据进行集中整合，并将部分关键数据通过集成平台实时对接、整合，进行数据清洗和治理后形成标准化的可用数据集，然后通过对外统一的接口服务满足数据深入应用需求，包括对省卫健委、国家疾病预防控制中心等数据共享和上报形成统一归口。基于数据中心可以深化临床应用，建设统一展现、过程监管等应用，可以有效提高临床工作效率，减少医疗差错；基于全院运营数据进行深入分析，可以实现不同科室的精细化管理，见图 5-14。

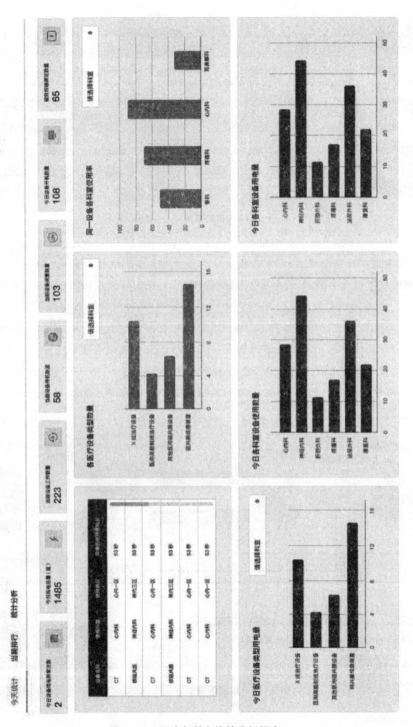

图 5-13 医院各科室能效分析视窗

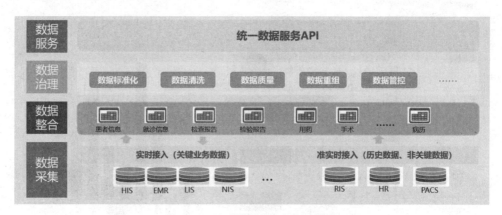

图5-14　实时数据中心规划示意图

数据中心在实际建设过程中可以分为五个方面,包括数据采集、数据整合、数据治理、数据服务以及数据应用。其中,数据治理方面,我们探索过两种模式,分别如下。

(1)数据治理前置模式。要求先做主数据管理,同时对业务数据结构进行改造,数据输出时与主数据进行对照并存入业务库,因此从业务库到数据中心时已完成所有数据处理,是一种比较理想化的数据治理模式。数据治理前置模式在实施中难度比较大,因为:一方面,牵涉所有业务库的改造,需要花费大量时间和精力;另一方面,数据标准改变时需要全部重新对应。因此,数据治理前置模式适合在数据量小和数据结构相对简单的情况下使用,见图5-15。

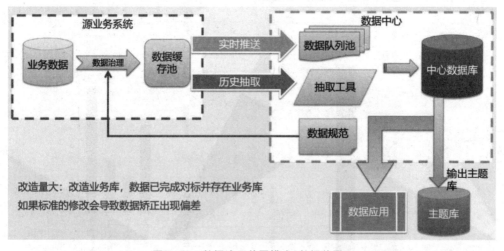

图5-15　数据治理前置模式(数据前置)

（2）数据处理后置模式。该模式的关键在于保存一份数据的原貌，如果数据进行修改时重新对标，不会影响业务库使用，实时数据处理的压力会在数据中心。这种情况下对数据中心的资源要求会比较高，存在数据延迟问题，见图5-16。

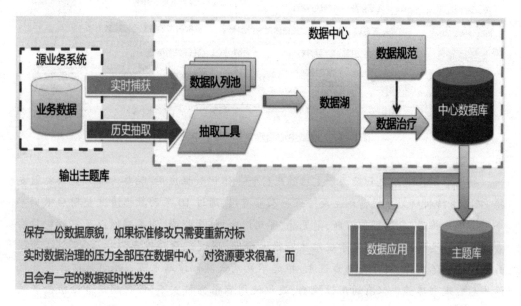

图 5-16　数据治理后置模式（数据后治）

数据中心治理架构如图5-17所示。采集到的数据要先按原貌同步到数据湖，再按照数据治理的规则批量处理业务数据以及实时增量数据。数据到达纯净湖之后做对外的数据服务，然后分到主题库，是一个从下往上的过程。在纯净数据湖中分两块存储，一个是规范化的数据内容存储以及它的关系，另一个存储是存放数据的索引。其中，业务系统数据库分为三种模式。第一种只有一套业务表。所有数据都存在一套表上，数据结构更改简单，但是历史数据分割难度大。第二种有两套业务表。一般按时间段或者按在院、出院节点设置两套业务表，缺点在于单个表数据量可能超过处理极限。第三种按年度打包业务数据，历史数据分割简单，但可能出现数据叠加重复现象。在数据湖中数据内容和数据结构是分开存储的，而且每一个数据内容都会写上其结构的版本号便于用户溯源。在这种情况下智能数据采集能够感受数据结构变化，但依然不能自动处理，还是需要人工更新。

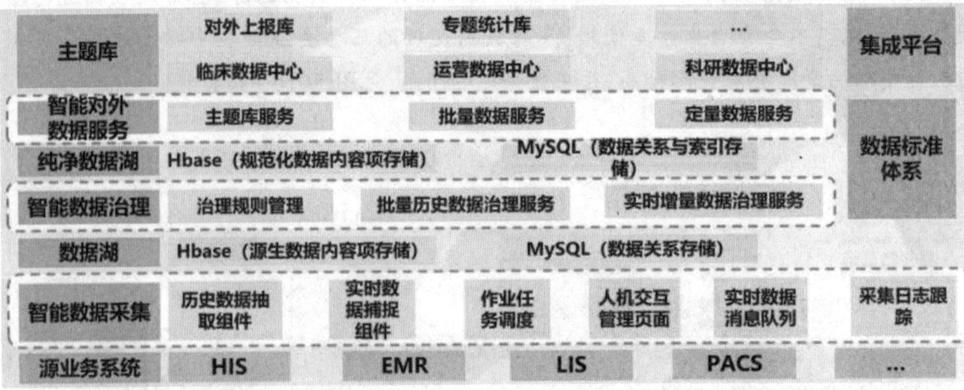

图5-17　数据中心治理架构(数据中台架构)

数据中心在规划之初致力于支撑临床科研一体化数据应用,既要为临床提供决策支持,又要支持科研。系统前端主要给医护人员使用,通过10年的数据清洗整理后根据单个患者进行推送,包括疑似诊断、罕见病、鉴别诊断、临床指南、同类病例以及推荐检验检查项目等。这种推送机制对于规培生有很大帮助,通过大量接触类似病历,可以快速提升他们的诊治能力;对于高年资医生,推送罕见病或疑似诊断也可以很好地防止误诊漏诊。后台规则库最早只有通用性规则,逐步使用后根据科室不同、疾病或者检验检查的要求不同,逐步增加不同科室不同疾病的规则,也根据医务管理部门要求,制定拦截规则。另外,系统的VTE智能风险评估能够自动评估并推送。系统的单病种过程质控可以做到自动采集,其中90%数据能够不改病历模板直接完成采集,见图5-18。

首先,一站式科研平台更加强调数据之间的相关性而非因果关系,因此可以支撑相关性研究课题。目前盛京医院门诊数据自2015年起累积的病历有1 700多万份,住院自2016年起累积的病历有45万份,共计接入系统39个,涵盖43个专业。自2019年正式上线,逐步完善并形成了大数据科研流程,包括系统注册及审批、分级权限管理、数据研究建模、数据导出及OA审批流程、伦理审批流程等,持续服务于临床科研工作。

其次,数据中心还可以支撑医院运营分析,DMIAES医院疾病管理智能分析及评估系统是我们在运营分析方面取得的工作成果,从3年的有效数据中,结合病案首页的医嘱、病历、检验、检查结果去预测每一个患者的死亡率、住院天数以及费用。从3年累积的数据当中以最好的一个作为标杆进行对比,从住院天数、总费用、药品费用、耗材费用等指标中找出改进空间。

最后,数据中心还可以为绩效管理赋能。将各个业务系统的收入进行梳理,基于RBRVS的绩效统计模式化成点值获得工作量数据,见图5-19。然后合并财务系统、固定资产系统的其他相关成本。

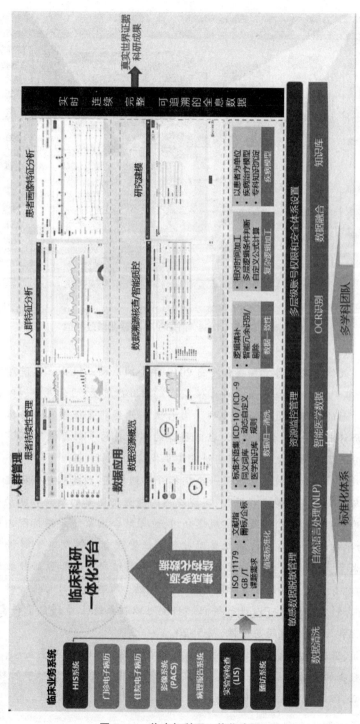

图 5-18　临床与科研一体化应用

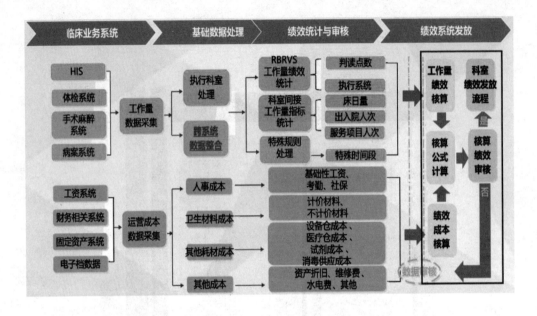

图 5-19 基于 DRGs 与 RBRVS 的薪酬绩效模型

3. 建设绩效体系及改善考核指标。自 2019 年全国启动三级公立医院绩效考核工作以来,国家发布了《三级公立医院绩效考核指标》,由医疗质量、运营效率、持续发展、满意度评价四个方面的指标构成,共计 55 项。当时医院开会部署任务时分给信息科的任务只有电子病历评级这一项,会议结束,在回科室的路上我的手机都被"打爆"——虽说每一项指标都分到了其他科室,但是这些科室都要找信息科拿数据。

国家绩效考核指标系统要求把每一个指标分解到科室,数据从科室抓起。我们将国家绩效指标与本院的实际情况相结合,实现院内的绩效与国家的绩效相联动。根据内外科收治患者难易程度(CMI)以及科室规模分组,设置结合国家绩效指标院内绩效考核指标,以季度为单位评分并与院内绩效奖励挂钩。让管理者能够及时了解科室做得好不好。比如手术量,根据以往数据设置目标值,合理运用组内排名和原始分数两个维度计算出加权系数,有效避免整组分数都高时全部都奖励。所有科室目标值合计后对应医院总体目标,部分科室目标值可以进行矫正。科室可以在系统上看到自己科室的数据,数据支持图形化展示,增加数据易读性,图 5-20。

总体来说,医院开展数字化转型的根本目的在于辅助医院高质量发展,要实现这一目标离不开数据的支撑。医院在开展数据实践的过程中可能会出现很多问题,需要不断地探索和修正,但是数据对于医院来说非常重要,必须想办法用好数据。

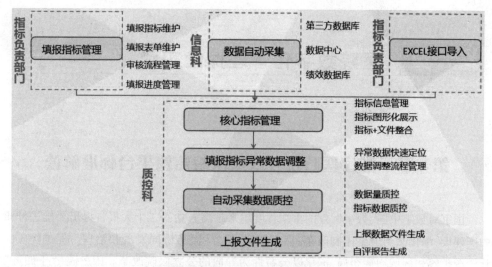

图5-20 公立医院绩效流程概览

(陆慧菁 广州医科大学附属第二医院)

第一节 数字医疗及互联网医院监管平台标准解读

国家对数字中国、数字医疗的重视程度越来越高。党的二十大报告提出要推进健康中国建设,深化医药卫生体制改革,促进医保、医疗、医药协同发展和治理。促进优质医疗资源扩容和区域均衡布局,深化以公益性为导向的公立医院改革。国务院《"十四五"数字经济发展规划》中明确提出,"加快推动医疗健康等领域公共服务资源数字化供给和网络化服务,扩大互联网医疗等在线服务覆盖面"。

一、数字医疗标准

2018 年,国家卫健委办公厅印发电子病历系统应用水平分级评价管理办法(试行)及评价标准(试行)。随后,《医院智慧服务分类评价标准体系(试行)》《医院智慧管理分级评估标准体系(试行)》陆续发布。自此,覆盖医疗、服务、管理"三位一体"的智慧医院评价体系逐步成型。2020 年 9 月,新版国家医疗健康信息互联互通标准化成熟度测评方案(2020 年版)正式发布。

自 2021 年起,我中心通过了国家卫健委统计信息中心的考核以及线上答辩,成为全国医院信息互联互通标准化成熟度测评省级测评点。作为省级分级测评点,云南省医疗健康大数据中心负责四级甲等以下级别的医院测评工作,组织专家进行测评后将结果上报国家。总结近 3 年以来组织互联互通成熟度测评情况发现,不少参评单位因为一些细节问题导致测评不通过,在此梳理一些共性问题分享给大家。

互联互通成熟度测评是国家的一个推荐标准,不是强制性标准,鼓励各个医院包括卫健委自愿参加。互联互通成熟度测评和电子病历评级不一样,比如:《国务院办公厅关于推动公立医院高质量发展的意见》中明确提出要推进电子病历建设,三级公立医院绩效考核也将电子病历建设列入考核标准。互联互通成熟度测评没有纳入上述评价体系中,鼓励医院自愿参加。

总体来看,互联互通成熟测评是开卷考试,公开、公平、公正,支持多维度测评,具有可重复性和再现性,并不是测评通过就消失,而是过测评之后整套系统可以继续使用。

整个测评结果包括定量和定性两种方式,其中定量是专家通过工具进行客观测评,如果定量过不了,后面的定性就无法参加。

(一)测评对象

测评适用于两类对象:一是医院互联互通成熟度;二是区域互联互通成熟度。云南省卫健委已经在制定相关政策,对于通过互联互通成熟度四级甲等以上的区域和医院给予奖补。

(二)测评内容

测评内容包括数据资源的标准化建设、互联互通标准化建设、基础设施建设、互联互通应用效果。其中,"互联互通应用效果"需要格外注意:很多医院误以为信息化建设就是信息部门的责任,实际上医院信息化是一把手工程,信息中心主要承担的是技术角色、沟通角色,医院所有相关部门要配合做好这件事。

举个例子,许多医院的互联互通成熟度测评未能通过,原因在于医生为了简化使用要求,信息部门将登录密码简化。然而,按照规定,信息系统的登录必须使用双因子验证,并符合一定的加密强度,例如要求数字、字母组合,且位数不低于 8 位。评审中经常发现医生设定的密码过于简单,例如只使用一个字母或者 123 就可以登录。一旦专家发现此类现象,医院的测评就会失败,因为信息安全属于一票否决的范畴。因此,信息中心在医院的信息安全建设方面必须严格把关,设定密码规则和登录规则的要求必须向院长汇报,并要求医生及其他使用系统的工作人员严格遵守规则。安全无小事,一旦出现纰漏就可能导致信息测评无法通过。

(三)测评流程

首先,线上初审是一个非常重要的环节,但也容易出现错误。卫健委发通知,测评对象报名并提交初审材料,按照国家的要求,初审是没有再次复审的环节。如果初审未通过,后续的所有环节都无法进行。其次,定量测试、现场查验、等级评定等环节也非常重要。特别是现场查验环节,如果出现问题但不是很严重,还有整改的机会。如果线上初审不支撑整个申报的等级,例如:申请四级甲等,专家审阅后只能满足四级乙等的要求。在这种情况下,可以将申请转到四级乙等的级别评测,或者直接取消,且不允许再次评审,也不存在补充资料的机会。一旦数据上传,系统将停止,申报后材料也不可更换。

许多医院在该环节遇到问题。虽然自我评估达到要求,但由于材料准备不充分,无法在后续阶段进行补充,导致该环节被淘汰,只能重新开始。因此,请务必注意线上初审环节,并按照测评要求提交材料。如果医院提交的材料要求达到四级乙等以上,但根据测评标准,没有 300~400 页的材料内容则无法证明其能够达到标准。因此,可以将准备的材料厚度作为初步标准,如果只有 100~200 页,一般是过不了的,建议不参与报名。

初审通过后,测评对象需要参加进一步文审。在初审的基础上,专家会提出需要加强的文档,并根据他们的意见进行补充。文审以前是现场组织的,通过初审的机构会被通知参加文审。受疫情影响,文审答辩被迫在线上进行。今后,按照国家的要求,我们根据情况通过线上或者线下的方式进行文审。

文审通过后,测评对象应组织定量测试。这种测试需要有资质的专家前往医院现场,在测评对象的配合下抽取测试数据,并使用统一的测试工具对测试数据进行标准复核性测试。因此,信息系统要参加互联互通的成熟度测评,通常需要运行 1 年以上才能参加。如果没有数据验证,就无法确定是否符合要求。

定量测试和现场查验需要准备的材料较多,所有材料都会在定量测试和现场查验时通知相关的单位,请相关单位按照要求准备。能否顺利完成材料准备对于医院通过测试有很大影响,因为专家到现场仅有半天到一天的时间,如果这一时段内医院拿不出相关的数据或者专家发现的问题不能得到实质性的解决,是无法通过测评的。

二、互联网医院监管平台标准解读

2019 年随着互联网的发展也就顺利出台了智慧服务,"互联网+医疗健康",包括预约挂号、检验检查结果线上查询、移动支付等等。智慧管理随着信息化,闭环管理、全覆盖,提出了智慧管理的要求。

根据国家卫健委会印发的《互联网诊疗监管细则(试行)》,医疗机构应当主动与所在地省级监管平台对接,及时上传、更新《医疗机构执业许可证》等相关执业信息,主动接受监督。许多医院咨询如何与互联网医院监管平台对接,现就接入流程分享如下。

第一,互联网医院需要到发证的卫健委或卫生健康局提出申请,待当地的卫生行政主管部门同意申请接入接管平台后,方可上报到我中心。

第二,我中心下发相应的接口标准,并对需要接入的互联网医院进行测试,对通过测试的互联网医院进行验收并给予监管平台确认单。

第三,互联网医院拿到确认单后,可向发证机构、发证主管部门、当地卫健委或当地监管部门申请牌照。整个接口标准分为五大类,包括今年新增的药师备案和不良事件,还有基本信息、互联网诊疗、通用信息三大模块。上述五类是必选项,不可缺少。如果还开展远程医疗、互联网护理等业务,也需进行对接。

目前,全省共有 66 家机构提出了申请,其中 51 家医院已经对接并完成信息交互,而另外 15 家医院则尚未完成相关工作。截至目前,已有 2 187 名医师、708 个诊疗科室以及 106 个科目在监管平台上备案。互联网监管数据显示,2022 年 1—2 月,部分医院的诊疗情况出现了突变。另一时期是在 2022 年 12 月新冠疫情放开阶段,疫情导致互联网诊疗量出现爆发式的增长,到了 2023 年 3 月逐渐回落。分析认为,互联网医疗潜力巨大,只要有合适的应用场景,量马上就可以起来。这需要医院、患者、卫健、医保等部门共同努力,持续引导和启发本省居民接受互联网医疗,推进医保等相关政策对互联网医疗的扶持,才能引导互联网医疗全面落地。

随着医院信息化建设规模日益扩大,监管体系也在逐步建立和完善的过程中。我们期望各级医疗机构充分了解监管要求,规范开展信息化建设,为数字医疗和互联网医疗的可持续发展奠定坚实基础。

(高峰　云南省医疗健康大数据中心主任)

第二节　从医疗管理谈信息化建设

苏州大学附属儿童医院创建于 1959 年,由国内著名儿科专家陈务民、彭大恩、何馥贞等在原苏州医学院附属第一医院儿科基础上独立组建,是一所集医教、研、防为一体的三级甲等儿童专科医院,国家儿童区域医疗中心创建单位。通过不断强化学科内涵、努力提升医学科研创新能力,苏州大学附属儿童医院创建为江苏省研究型医院。医院临床与医技科室配备齐全,现有 26 个儿科临床专业科室和 7 个医技专业科室,基本涵盖了儿科医学所有领域。其中小儿外科疾病专业、小儿呼吸疾病专业、小儿血液疾病专业先后被遴选为国家临床重点专科建设单位,另有 14 个省级临床重点专科(含建设单位)和 9 个市级临床重点专科。

一、医疗管理的概念与任务

医院的医疗管理是指对医院医疗活动全过程所进行的组织、计划、协调和控制,使之经常处于应有状态,并对变化了的客观环境有较强的适应性,以达到最佳医疗效率和医疗效果。医院的医疗活动主要分为院内和院外两种,见图 6-1。医疗管理是当代医院管理的核心内容,其他各项管理都应与医疗管理相呼应,其中也包括信息化建设。

此过程中,医疗管理包含的内容可分类如下。

(1)制订医疗管理计划。

(2)合理建立医院医疗技术团队。

(3)制定医疗规章制度流程。

(4)协调各部门之间的工作。

(5)检查和评审医疗工作。

(6)做好医疗工作的持续改进。

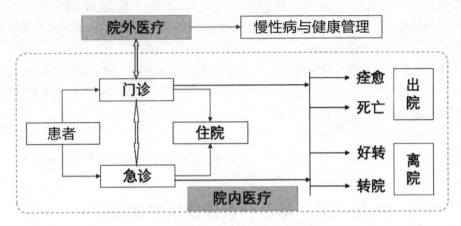

图 6-1　医疗活动的组成

医院的 PDCA 循环的目标和核心是医疗质量和医疗安全,这两者也正是医院管理永远不会变的根本目的。其中,医疗质量是指在现有医疗技术水平及能力、条件下,医疗机构及其医务人员在临床诊断及治疗过程中,按照职业道德及诊疗规范要求,给予患者医疗照顾的程度;而医疗质量管理,是指按照医疗质量形成的规律和有关法律法规要求,运用现代科学管理方法,对医疗服务要素、过程和结果进行管理与控制,以实现医疗质量系统改进、持续改进的过程;医疗质量管理工具则是指为实现医疗质量管理目标和持续改进所采用的措施、方法和手段,如全面质量管理(TQC)、质量环(PDCA 循环)、品管圈(QCC)、疾病诊断相关组(DRGs)绩效评价、单病种管理、临床路径管理等,见图6-2。

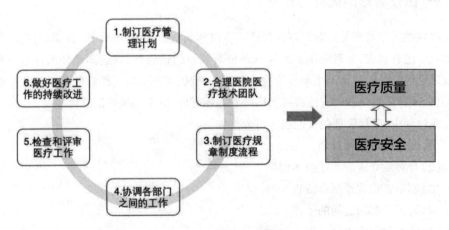

图 6-2　医院 PDCA 循环

在开展医疗质量管理工作时,还要充分理解医疗质量的核心,牢牢把握首诊负责制度、三级查房制度、会诊制度、分级护理制度、值班和交接班制度、疑难病例讨论制度、急危重患者抢救制度、术前讨论制度、死亡病例讨论制度、查对制度、手术安全核查制度、手术分级管理制度、新技术和新项目准入制度、危急值报告制度、病历管理制度、抗菌药物分级管理制度、临床用血审核制度、信息安全管理制度这 18 项医疗质量核心制度。

除了把握核心制度以外,还应熟悉有关深化医改、加强公立医院运营管理、医院等级评审、建立现代医院管理制度、公立医院绩效考核、公立医院高质量发展、DRG/DIP 支付改革管理、公立医院全面预算、国家医疗质量改进目标等各项医疗管理的外部要求。

通过以上内容提高医院质量管理水平,才能推动医院向着从"看病"到"看好病"再到"高效率看好病"这一目标加速前进。

二、医疗管理对信息化的需求

医疗管理对信息化的需求可以归纳为数据采集与利用、流程管理与质控、趋势预测与分析三个方向。其中,数据采集与利用是医疗管理对信息化首要的要求,其次是在数据管理的基础上需要有流程管理与质控,最后则需要在得到数据和流程后对趋势进行观测与分析。

聚焦"国考",则体现在两个方向——"找问题"和"建体系"。详细来说,即基于数据基础找准医院管理问题,发现短板弱项,分析原因并改进提高;然后通过流程控制加强内涵建设,建立医疗质量、安全、服务管理体系,建立运营管理体系,进而提升医院的医疗质量和效率,让患者就医更加高质高效,见图 6-3。

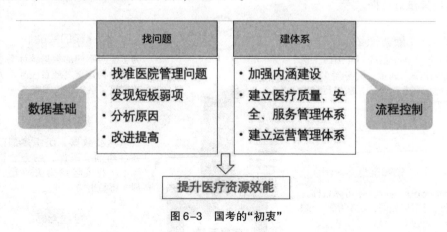

图6-3　国考的"初衷"

(一)医疗管理对信息化的三大需求

1. 数据采集与利用。从医疗部门来讲,对数据质量的需求是能够真实、客观、完整、准确及时地反映医院诊疗情况,以支撑全流程全方位全天候的服务。落实到信息化建设上,则需要关注系统的广度、数据采集的细节、统计的维度以及共享的范围。

2.流程管控需求。医院对医疗流程管控的需求是能够按需、及时、规范、合理的,从基础管理到过程管理再到终末管理形成闭环管理。对应到信息化建设上,则需要关注系统的灵活性、流程的规范性、界面的人性化、闭环的完整性。

3.趋势分析需求。趋势分析方面的需求,则是及时、自动、智能地完成医疗情况趋势分析,能够做到多维度、多层级、多方案。对应到信息化建设上,则需要关注对业务的解析、对数据的理解、对模型的优化。

(二)当前的医疗管理信息化现状

当前的医疗管理信息化现状主要有以下五种现象(图6-4)。

1.数据分散。数据分散在各个系统(如 HIS、医技、合理用药、病案、财务等)中,没有进行有效整合,无法进行综合分析及利用。

2.指标杂乱。各个系统各自为政,各指标名称、统计口径不尽相同,没有梳理,缺少统一的管理,导致指标杂乱、一致性差等。

3.接口繁杂。为了应对不同的数据统计要求,不断地构建重复或者差异不大的数据接口,维护比较困难。

4.劳神费力。获取这些数据,组织多部门(医务、药剂、医保、财务、信息等)花大量精力去收集、整理,还易出错。

5.管理无据。由于缺少统一的量化指标体系,无法对一些业务、人员等做评估,造成管理决策没有依据。

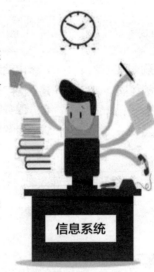

数据分散
数据分散在各个系统(如:HIS、医技合理用药、病案、财务等)中,没有进行有效整合,无法进行综合分析及利用

指标杂乱
各个系统各自为政,各指标名称,统计口径不尽相同,没有梳理、缺少统一的管理,导致指标杂乱,一致性差等

接口繁杂
为了应对不同的数据统计要求,不断的构建重复或者差异不大的数据接口维护比较困难

劳神费力
获取这些数据,组织多部门医务、药剂、医保,财务、信息等),花大量精力去收集、整理,还易出错

管理无据
由于缺少统一的量化指标体系,无法对一些业务,人员等做评估,造成管理决策没有依据

信息系统

图6-4 医疗管理信息化现状

三、优化信息化建设对医疗管理的支撑

智慧医院评级和互联互通标准化成熟度测评,是所有信息化建设者所关注的主要方向。其中,面向医务人员的电子病历、面向就诊患者的智慧服务和面向医院管理的智慧管理,是其中的重要内容。

此外,云计算、大数据、物联网、互联网医院、区块链、元宇宙以及 AI 等新技术、新概念所产生的支撑能力也不容忽视。但是目前,即便 ChatGPT 爆火,但距离真正投入临床为患者看病还有很长的路要走。首先,ChatGPT 是"冰冷"的,不具备真实医生所能提供的人文关怀;其次,由于数据质量和标准不明确,对于不同地区、不同疾病的诊疗准确性依然存疑。是以,无论是何种新技术,都要基于实际的应用场景进行开发和建设,而不是一味照搬。也就是说,判断新技术是否真正应用起来,就要"不看广告,看疗效"。

(一)发挥数据价值、推动新技术与行业的融合

如何充分发挥数据价值、推动新技术与行业的融合?坚定对数据的信心很重要。

首先,医院信息系统的原始数据基本来源于真实业务记录,如挂号收费、诊疗记录、辅助检查等,所以绝大部分的数据本身是准确的,而出现数据质量问题的原因主要是业务流程偏差、统计口径偏差、接口规则偏差等。例如,业务处需要某个数据用来检验检查工作量,那就需要负责该系统的工程师将数据提供给医务处。但如果医务处反馈数据并非所需,那就说明系统负责人并没有理解医务处所要的数据是什么,因为数据是很复杂的,从医生开单到患者缴费,包括检查记录、报告记录、检验结果等,都可以反映工作量,但这些数据不太可能完全一致。那么,该如何解决数据质量问题呢?这就需要去深刻理解医学的不确定性和计算机科学的精准性之间的矛盾。所以数据质量的提高,有待于业务与信息的"双向奔赴"。

那又该如何实现"双向奔赴"呢?此处提出五个步骤,即医疗流程的简单化、程序化、标准化、制度化和信息化。

对于信息部门来说,要配合医疗管理做好信息化供给侧改革需要关注以下五个方面。

1. 见识。即认识管理、学习管理,不断学习政策、明确医院目标,深入学习业务流程。

2. 内省。即着力提高数据质量、加速推进系统稳定发展、致力解决快速迭代所带来的问题和挑战。

3. 取信。即把握沟通技巧,与各科室部门充分对话、躬身入局,对数据资产进行充分的梳理与展示。

4. 精进。即全面管理数据集成、知识库,推动数据从记录统计到辅助决策(CDSS)全面赋能。

5.创新。坚持业信融合,加速数字化转型,在预测建模、模拟推演、数字孪生等创新应用上持续发力、坚持探索。

总的来说,信息化建设需要在发现问题、理解问题、解决问题的过程中不断地完善和改进。而推进信息化供给侧改革,需要更多地用医疗管理思维而非纯技术思维来谋划信息化建设,关注流程、关注场景、关注实效。

(二)有关信息化建设的思路与体会

1.信息人需要学习工匠精神,沉下心来想事,弯下腰来做事,持续改进,打造精品而不是孤品。

2.信息化本质是医院管理和诊疗水平在信息化的体现,过于领先或过于落后都无法提供良好的用户体验。

3.医疗管理的终极目标是提供高质量的患者诊疗服务,医院信息化建设也应聚焦于此。

4.智慧医院建设目标中电子病历、智慧服务、智慧管理的"三位一体",更重要的是让信息人学习从管理、从临床、从患者去体验和感受,"己所不欲勿施于人"。

(朱晨　苏州大学附属儿童医院)

第三节　县级医院数字化能力提升建设分享

祥云县人民医院始建于1942年。经过几代人的不懈努力,已发展成为一家集医疗、急救、康复、科研和教学于一体的三级综合医院。经过近10年的建设,祥云县人民医院已全面实现医疗服务全过程信息化、医疗管理全方位数字化以及医院精细化管理智能化,目前医院电子病历评级四级,网络安全等级保护三级。

一、信息化建设历程

祥云县人民医院的信息化建设启动较早,2003年开始建设以财务收费为核心的HIS,到2012年首次参加电子病历评级,自评达到三级。2012—2019年医院信息化快速成长,到2019年县域医共体已实现医疗系统一体化,实现业务系统的互联互通,见图6-5。

2020年医院被国务院通报表彰为全国公立医院综合改革真抓实干、成效明显地方。与此同时,医院信息化建设也迎来了重大的变革与调整,在上海交通大学医学院附属第九人民医院(简称上海九院)信息化专家的现场帮扶下,于2021年正式启动了智慧医院建设,整个过程是围绕着"创三甲"的目标,所以信息化建设的总体目标明确包括五级电

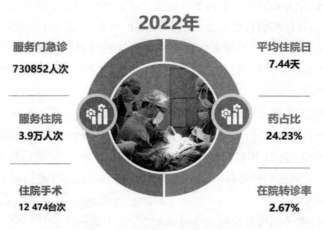

图6-5　医院规模和业务能力

子病历、四甲互联互通、三级智慧服务。

医院的发展离不开信息化的支撑。在上海九院专家的指导下,医院开启了一场信息化变革的头脑风暴,思考如何进行变革与调整,然后统筹推进转型。在实际推进中,首先开展信息化整体评估,摸清医院信息化现状,明确信息化的问题与需求;之后到各个地方去学习、参观,参加各种线上、线下的网络大会,逐步形成自己信息化的思路;我们还会去参观同类型的医院,我们带着问题去看其他医院是如何解决这个问题,借鉴方式方法,开拓建设思路;最后,依托学习和思考,结合医院的发展目标相结合设计建设思路,开展顶层规划并逐步落地实施。

根据医院"十四五"规划,医院信息科在上海专家的带领下制定了医院信息化建设"5-4-3-3"目标,具体包括电子病历五级、互联互通四甲、智慧服务三级、安全等保三级。目标规划完成后,盛京医院邀请了省内外各级信息化专家充分论证,最终决定启动系统的调整与切换。

二、信息化建设实践与思考

(一)医院信息化推进步骤

祥云县人民医院信息化共分为三个阶段:第一阶段(2021—2022年),全面部署和调整信息化体系,围绕"创三甲"翻建核心业务系统,构建全新系统架构向电子病历系统功能应用水平分级评价五级标准迈进。第二阶段(2023年),全面开展数据标准化建设,提升院内管理,实现数据互联互通,通过互联互通标准化成熟度测评四级甲等评审。第三阶段(2024年),提升医院综合实力,扩大医院品牌影响力,完善患者就医体系,通过智慧服务三级评审。具体做法如下。

1. 新老交替，充分调试实现系统平滑过渡。信息化变革是推动医院变革发展的重要契机，尤其对于县级医院而言更重要。在电子病历、互联互通等评级要求的推动下，医院全体成员都将面临信息化变革带来的巨大冲击。这一局面也将促使医院管理者主动分析医院现状，找出医院与国家要求之间的差距，并借助信息化转型的契机推动医院整体管理模式的转型。

在系统更替初期，由于医院原有的系统已经运行多年，业务人员和管理人员已经形成了固定的思维模式，新系统上线后，他们需要重新适应评级要求下全新的业务流程、管理流程和系统操作。2021年我们用两个半月顺利切换到新系统，此后几个月一直在做系统调试以期早日达到新的稳定状态。在此期间，信息部门的工作底稿有3 000条左右，维稳工作推进十分艰辛。

2. 以评促建，电子病历五级推动业务发展。《关于进一步推进以电子病历为核心的医疗机构信息化建设工作的通知》中强调，医疗机构要将电子病历信息化建设列为重点工作任务，将其作为推进现代医院管理制度建设的重要抓手。是不是做好电子病历信息化建设，就能获得更加科学的医院管理制度呢？实际上并不是这样的。电子病历测评要求的精细化和颗粒度非常细，对于县医院来说，直接从原来的粗放模式调整为测评要求的精细化模式，可能会跟实际的业务流程和管理要求不符，因而难以落地。因此医院必须摸索出一套符合电子病历要求且满足医院实际情况的业务优化方案，切实可行地以电子病历为抓手，引导医院业务逐步实现转型，推进医院管理制度的现代化建设。

3. 夯实基础，瞄准互联互通四甲，推进标准化建设。医院信息标准化建设绝非一日之功。医院信息体系历经十几年发展，把一个一个功能、应用组合在一起，如今要实现全面标准化困难重重，很多小厂商小接口无法实现标准化，只能按照原来点对点的方式用接口对接，从而制约了流程的改变。全面推进标准化建设，必须开展大规模的接口改造，难度很大。

目前，盛京医院信息化建设水平已经基本满足医院当前业务功能和流程优化的需求，如何进一步发挥信息化优势实现业务水平提升，需要业务部门、管理部门在充分了解信息化工具之后引领新一轮的变革。

(二)医院数字化能力思考

过去医院信息化建设大多是个性化、专科化、场景化的，"头痛医头、脚痛医脚"很难复制到其他医院。随着时间的推移，不少厂商开始把经验和知识封装到标准化的产品或方案里，再进一步复制到其他医院，让这些成熟的模式在这些医院落地生根，帮助医院提升同质化诊疗能力。除了引进共性的成熟经验之外，随着医院内部数据的持续积累，可以围绕医院特色业务开展个性化的数字化建设。比如：门诊医生站可以根据患者主诉推荐诊断，根据诊断推荐处理方案，由数据支撑诊疗流程推进。而不是像传统模式下，医生只是通过系统录入信息,整个流程全部由医生自主推进。数字化的门诊医生站既规范了诊疗的流程,也规范了诊疗的管理。

借鉴大城市医院统筹资源的经验,我们探索优化医院住院资源统筹协同方式。比如:开启一站式住院准备,即预约住院患者在入院前把该做的检查全部完成,并基于此开发上线"全员一张床"系统(图6-6)。大家知道秋冬季是呼吸疾病高发期,呼吸科的床位不够用但其他科室有床位,我们建立床位管理中心并出台相应的管理规范,所有的资源进行统一的分配,集中应对呼吸疾病患者就医高峰,更好地满足百姓就医需求。

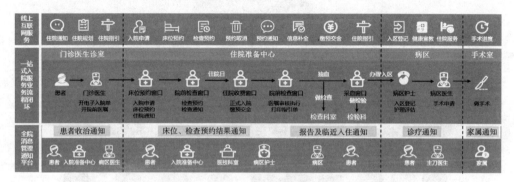

图6-6　"全员一张床"系统

新系统上线运行1年多,业务模式逐步发生变化,但为什么实际业务和早期规划的业务模式存在差距呢? 我们经过认真分析认为:早期医院主要依据管理、标准的要求去做信息化的顶层设计,跟医院的实际业务模式和流程是有冲突的,因此医院信息化建设的效果也很难按照既定规划在短期内呈现出来,需要等待医院业务体系在信息化的推动下逐步完成重构。

三、信息化建设保障

对于医院来说,信息化是"全院工程",更是"一揽子"工程。项目实施涉及全院信息系统的切换,需要医院各个科室的配合和共同推进;在项目建设过程中,院领导的高度重视为项目的成功上线提供了重要保障。每个科室设置信息化联络员参与项目的建设过程,参与功能流程的分析确认、医护人员的培训帮扶、常用模版的维护完善、上线后问题需求的梳理汇集,保障稳定上线。项目建设过程按照公司项目管理规范执行,每周召开项目例会,关键节点召开阶段总结会,问题需求采用工作底稿统一跟踪管理。

为了保障信息化建设的有序推进,医院特此成立智慧医院建设核心协调组与电子病历管理办公室,由医务科牵头,负责组织、协调、督导各部门之间配合。各分管领导、职能部门和临床医技科室负责人要高度重视智慧医院信息建设工作,将其作为一项基础工作技能来抓,科主任、护士长是第一责任人。根据项目管理办公室围绕五级电子病历分解任务内容,及时安排相关部门完成任务,并组织相关信息化培训及在全院各临床医技科室推广应用。根据项目管理办公室提请的流程确定清单,召集相关部门进行研讨确定流程并做好相关的记录,流程确定后及时执行发布。在电子病历评级的过程中,医院成立了专家领导小组,下设三个办公室,通过红头文件来规定每个部门应该做的事情是什么,见图6-7。

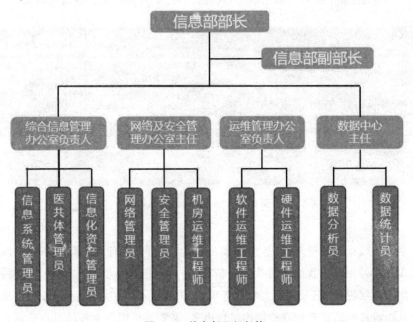

图6-7　信息部组织架构

详云县人民医院实行职能部门大部制管理,每一个部门都有自己明确的职责。信息部作为技术支撑部门有明确的架构,信息部内部实行定岗定责、AB互补。此外,信息部有专门的管理平台,规范排班、服务台统一受理报故障请求,对工单和任务请求进行闭环管理,定期下发任务,日常工作经验可以不断积累到知识库里。

信息部有严格的考核制度和评分规则,以月、季度、年度为维度进行考核并和每个人的绩效挂钩。医院非常重视信息化人才的培养,医院在薪酬制度上给予一定倾斜,充分保障人员进修学习。作为部门管理者,我积极鼓励大家考职称,要求大家参加知南课堂的学习,通过课堂学习和职称的考评去健全知识体系,进一步提高业务能力。

沟通是协作的前提。对于信息人员来说,有效沟通可以让我们的工作事半功倍。因为我是业务出身,对业务比较了解,所以日常工作中和临床部门沟通问题比较顺畅,大家反馈了很多实实在在的问题,但这些问题都不是信息部凭一己之力短期内能解决的。医院信息化建设是一个长期的过程,需要我们业务与信息的深度融合,大家共同地往前去走!

(杨莉芬　祥云县人民医院)

第四节　基于OKR的医院信息科绩效方案初探

暨南大学附属顺德医院始建于1958年,医院信息科共有14人。近3年,医院在智慧医院建设方面的投入累计超过5 000万元,医院现已通过互联互通测评四级甲等。目前,信息科的绩效奖金实行二次分配,通过不断优化和调整绩效方式,医院信息科工作人员积极性不断提高,有效保证了项目进度的平稳推进。

一、医院信息科绩效管理痛点分析

绩效管理的目的是评估、管理和提升员工的工作表现,以实现组织目标。目前医院大多采用两种绩效管理方案:一种是"躺平"方案,即没有绩效方案,都拿平均奖,根据职称、资历或者是行政职能部门公认调整系数加成后发放;另一种是KPI,或简单或复杂,采用一种或多种指标衡量,有些医院用了评分卡做了量化。在实际应用中,这两种方案都不甚理想。

(一)信息科绩效管理现状

1.方案不满足。"躺平类"绩效全靠自觉,工作推进慢。简单KPI容易导致"偏科",即指标关注的地方做得特别好,没关注到的都被忽视。复杂KPI可能导致员工无所适从,不知道怎么做。

2.效果不明显。信息科工作类别太多,有项目管理、软件维护、软件开发、数据统计、基础设施运维、桌面运维,用一套KPI难以覆盖,采用多套方案往往导致横向无法对比、激励效果不明显。

3.目标不聚焦。医院—信息科—个人三个层级的目标不一致,绩效方案无法带动个人朝着信息科的工作目标推进,最终信息科的工作无法满足医院的相关目标,从而导致满意度下降,工作推进缓慢。

(二)信息科工作性质分析

从信息科的职能来看,工作任务主要包括项目建设、运维服务、研发和数据服务,如图6-8。信息科开展绩效管理的目标主要是保障各个项目、任务可以按时按量按期进行验收,但事实上要实现这一目标很难,很多信息化项目可能出现烂尾和延期。出现上述情况原因往往有三类：一是沟通的问题；二是需求不一致的问题；三是只要一换 HIS 就开始"忆苦思甜"，回忆以前系统多好、多方便，为什么要改到现在这个系统，都是有问题，所以导致整个项目延期非常严重。

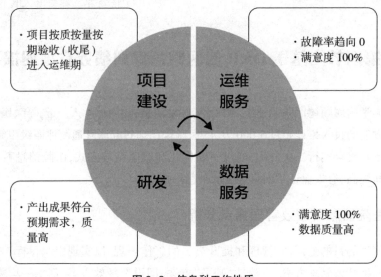

图 6-8 信息科工作性质

信息科的日常工作中有大量的运维服务，具体包括桌面运维和项目软件运维，目标很简单，就是故障率为零，但是这个目标无法实现，我们可以努力做到满意度 100%，这是运维工作的最高目标。

此外，数据服务追求的目标是质量要高、满意度要高。如果信息科有研发职能，还要看研发的产出成果是否符合预期的需求，查看漏洞情况以评价研发质量。

（三）目标管理方法论的发展历程

1967 年，美国管理学家德鲁克首次提出目标管理（management by objectives，MBOs），MBOs 被称为"管理中的管理"。一方面强调完成目标，实现工作成果；另一方面重视人的作用，强调员工自主参与目标的制定、实施、控制、检查和评价。

1981 年乔治·多兰在此基础上提出了 SMART 理念，SMART 由五个英文单词的首字母组成，分别为 Specific、Measurable、Attainable、Relevant、Time-bound，中文意思是明确具体的、可衡量的、可实现的、相关联、有时限的。

后来，OKRs（objectives and key results）即目标与关键成果法，由英特尔公司创始人安迪·葛洛夫（Andy Grove）发明，并由约翰·道尔（John Doerr）引入到谷歌使用继而发扬光大。OKRs 与 SMART 的区别在于：OKRs 仍然强调具体、可衡量、相关联、有明确时间，但不强调可实现，而强调有雄心的，见图 6-9。

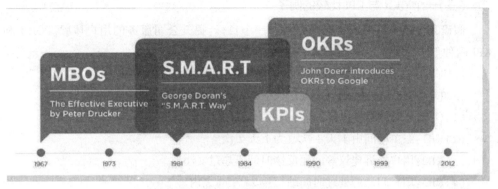

图6-9　目标管理方法论的发展历程

二、基于 OKR 的绩效方案介绍

(一)OKR 简介

OKR 是一种企业、团队、员工个人目标设定与沟通的最佳实践与工具,是通过结果去衡量过程的方法与实践。同时,OKR 还是一种能够促进员工与团队协同工作的思维模式。

(二)OKR 与 KPI 的区别

OKR 与 KPI 是两种不同的绩效管理工具,KPI 只关注结果,OKI 则更加侧重过程。OKR 的实质是测量员工是否称职,关注有没有完成各个阶段的任务,并关注时刻提醒每一个人当前需要完成什么任务,以产出为导向,关注做事情的成果,见表6-1。

表6-1　OKR 与 KPI 的区别

	OKR	KPI
定义	是一套定义、跟踪目标及其完成情况的管理工具和方法	是根据企业机构将战略目标层层分析,并细化为战术目标,来实现纯效考核的工具
实质	测量员工是否称职的管理方法	绩效考核工具
关注点	时刻提醒每个人当前的任务是什么,有没有做好,而不是为了考核某个团队或员工	关注的是财务指标和非财务指标,默认工作完成的情况对于财务结果有直接影响
导向性	是产出导向,关注做事情的成果,而不是仅仅关注事情做了没有	是结果导向,以做事情的结果为主,以做事情的过程为辅

(三)一个 OKR 与 KPI 比较的例子

假设某快递公司在新的季度要制定一个目标:提升公司服务的用户体验。OKR 和 KPI 两种不同的展现方式如下。

1. 如果用 KPI 表述,可以简单地表达为"本季度客户满意度要提升至 90% 以上"。

2. 如果用 OKR 描述,则可以表达如下。

(1)O:提升用户服务体验。

(2)KR1:派单时间由 1 天 1 次改为 1 天 2 次。

(3)KR2:用户投诉建议等问题反馈时间不超过 2 小时。

(4)KR3:用户问题的处理时间缩短至 24 小时之内。

(5)KR4:对快递员、客服进行 2 次服务技能培训。

(四)OKR 实施路径

要想发挥 OKR 的价值,选择恰当的实施路径很重要。为什么有些医院信息科的目标和院领导、其他职能部门或者临床想法不一致? 就是因为大家目标不一致。

信息科怎样与医院统一目标? 首先要知道医院自己的愿景、战略和年度目标,基于医院的年度目标制定信息科的年度目标,弄明白推动过程中有哪些支撑点;其次,将年度目标分解成季度目标,然后每个目标再分解成各个关键的结果;再次,满一个季度做一次复盘评估,然后对目标进行修正,如果年初设定的目标遗漏了部分客观因素,可以在第二季度调整,到本季度末再复盘、修正;最后实现年度目标,见图 6-10。

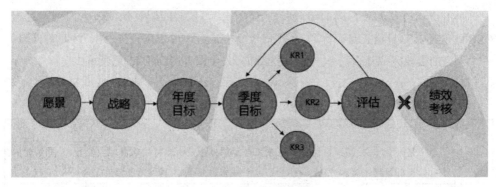

图 6-10　OKR 实施路径

(五)月度 OKR 模板

暨南大学附属顺德医院信息科以前是用表格做月度 OKR 模板,后来引入了一个 OKR 系统,所以模板放在系统里面。从表 6-2 可以看到,我们的月度目标为"××系统上线要试运行",因为当月完全上线是不可能的,所以当月目标不是完全上线而是试运行。

这一目标在当月的关键结果分解为:开启动会、上议程,完成需求规则说明书并与用户确定,20 号以前要求乙方完成需求修改和测试,在 30 号以前系统上线试运行。关键结果中分配给每个 KR 一定的百占比,每完成一项就能拿到这部分的分数。比如:只完成前 3 项那就只拿到前面 3 项的分数,最后记录总分。我们科室月度绩效的评分就是以分数作为权重,既能进行横向对比,也能按照全盘发放绩效。以此类推,季度目标里可以设定为:1 月份准备、2 月份达到上限水平试运行、3 月份正式完成切换上线运行。

表 6-2　月度 OKR 模板

××月医院××工程师 OKR											
序号	目标(O)	关键结果(KR)	KR 权重	O 权重	自评分(85%)	领导评分(65%)	综合评分	得分	关联 KPI	权重	得分
1	××系统上线试运行	××月 5 日前完成启动会召开,输出项目章程	20%	50%						50%	
		××月 10 日前完成需求规格说明书与用户确认	30%								
		××月 20 日前完成新需求修改及测试	30%								
		××月 30 日系统上线试运行	20%								
2	完成××系统验收	收集系统所涉的 8 个病区的用户意见书	20%	50%					年度预算支付率	50%	
		审核公司输出的验收材料	40%								
		联系纪监审办抽取 5 名验收专家	20%								
		召开验收会议	20%								

(六)基于 OKR 的绩效方案

采用 OKR 目标与关键成果法,信息科可以通过月度考核表评分对员工进行考核。考核按总分 100 分计算,其中自评权重 35%,上级评价权重 65%(比例可以适当调整)。月度考核评分的级别分布情况如表 6-3。

表 6-3　月度考核评分分级

级别	分数区间	人数占比/%	对应绩效点值
S	95～100	10	1.6
A	85～94	20	1.3
B	70～84	60	1.1
C	70 以下	10	0.6

考核人员范围包括除正副主任、研发人员、劳务派遣人员及工作时间未满 1 年员工外的人员,即医院核定信息科非研发人员点值为 1.2。按盛京医院目前的人员条件共有 8 人在考核范围内,总点值为:8×1.2＝9.6。OKR SABC 分布为 1 个 S、2 个 A、4 个 B、1 个 C,即 1.6+2×1.3+4×1.1+0.6＝9.2,剩余 0.4 作为机动点值由主任支配,对特别事件或突出业绩的人给予额外的加点。

个人绩效＝(个人点值+机动点值)/9.6×月奖金总额

例如:某员工 8 月的月度考核表最终评分为 92 分,达到 A 评定,按方案的 1.3 点值。另外,由于某项工作做得比较好,额外奖励 0.2,他的个人绩效达到 1.5 点值。如果该科室当月奖金总额为 8 万元,那么,该员工绩效奖金为:1.5/9.6×80 000＝1.5×8 333.33＝12 500(元)。

三、小结

经过实践发现,基于 OKR 的绩效方案可以帮助医院信息科员工明确发展目标,借助 OKR 持续优化工作流程和实施节奏,从而有力保障医院信息化工作的有效推进。

(一)初步成效

1. 从单纯使用运维工单数量作为所有人的 KPI 考核指标,到升级成以 OKR 绩效方案为主、运维工单 KPI 为辅的机制开展科室员工绩效考核工作,使得正在建设的医院信息化项目推进速度明显提高。

2. 对以 OKR 考核为主的人员进行再次分工,逐一交流确定各自负责系统的目标后,再制定对应的 KR,使每个人员的工作更加聚焦,更有利于项目进度的整体推进。

3. 经过 3 个月试运行发现:一些人员的工作量不饱和,项目推进过程中人员沟通风格不理想。针对上述问题,科室再次对人员分工进行调整,逐步形成“基础设施—安全—中台—应用(医疗、管理、服务)”的分工体系,不断优化部门人员的分工安排。

(二)存在的问题

1. 医院层面没有采用 OKR,推进信息化项目时,往往存在信息科与其他部门目标不一致的情况。

2.科室层级的 OKR 不够清晰。

3.研发人员暂时没有纳入 OKR 体系。

4.员工对 OKR 理解不深,O 数量太多,KR 不可衡量。

5.抗疫等临时任务抽调人员导致 KR 完成度低。

6.由于财务记账原因,月度绩效无法留存至后续时间发放,差距不明显。

(三)改进计划

信息科将重新制定科室层面的 OKR,最终目标是采用信息管理系统协同工作。首先,从科室内部进一步扩大 OKR 覆盖范围,把研发人员纳入 OKR 考核体系,新年度已经着手开始规划。其次,为了充分贯彻和落实 OKR 考核模式,从科室层面充分进行宣贯,OKR 强调大家坐在一起要把 O 和 KR 列出来共同改进,科室外部人员如果看到也有作用,只有更多人理解我们的目标才能更广泛地提高目标一致性。最后,逐步依托系统实现协同管理,管理模式从过去的项目管理逐步转变为 OKR 模式管理。

(吴庆斌　暨南大学附属顺德医院)

第五节　数字医疗团体标准编制与实践

随着信息技术的飞速进步,医疗行业正面临着深刻的变革,医疗信息化已经逐渐成为推动医疗行业发展的重要引擎,通过引入先进的信息技术,实现了医疗数据的实时共享、互联互通,大幅提升了医疗服务质量和效率,它不仅改变了传统医疗模式,也为患者提供了更加便捷、高效的医疗服务。在此基础上,医疗信息化标准的制定与推广显得尤为重要,它像一把打开医疗行业现代化大门的钥匙,为医疗行业的发展提供了有力的技术性支撑。下面将根据云南省计算机学会数字医疗标准申报、编制、管理的实际应用,简述数字医疗标准编制的实践经验。

一、标准的定义及分类

(一)标准的定义

"标准是对重复性事物和概念所做的统一规定,它以科学、技术和实践经验的综合为基础,经过有关方面协商一致,由主管机构批准,以特定的形式发布,作为共同遵守的准则和依据"。

(二)标准的分类

我国现行的标准体系中主要有国家标准、行业标准、地方标准、团体标准、企业标准。

1. 国家标准。由我国国家标准化管理机构制定,具有强制性或推荐性,其适用范围覆盖全国,旨在保障人身健康、生命财产安全等方面。强制性国家标准(GB)是保障人身健康、生命财产安全等方面的技术要求,而推荐性国家标准(GB/T)则是对各有关行业起引领作用的技术要求。国家标准一经发布,与其重复的行业标准、地方标准相应废止。

2. 行业标准。针对特定行业的技术或服务要求,由相关行业组织制定,仅适用于该行业内部。行业标准在无国家标准的情况下发挥作用,且不得与国家标准相冲突。

3. 地方标准。由省市级地方政府或其授权的标准化组织制定,适用于特定地区。地方标准主要针对本地区的特殊需求和条件,同样不得与国家标准相抵触。

4. 团体标准。由行业协会、企业联合体、科研机构等团体自愿制定并共同遵守,具有自愿性质。团体标准是标准体系中最具活力和创新性的部分,能够快速响应市场和技术发展的需求,填补国家标准和行业标准的空白。

5. 企业标准。由企业法人代表或其授权的主管领导批准并发布,涵盖了企业的技术要求,还包括管理和工作要求,旨在确保企业内部活动的协调和统一。

所有类型的标准均旨在规范市场秩序、保障产品和服务质量,促进经济社会发展。其中,国家标准中的强制性标准具有法律效力,其他类型的标准(包括团体标准)通常具有推荐性质,除非被法律法规引用或合同约定。

二、团体标准的制定与管理

团体标准是由社会团体按照一定的程序制定并发布的,由社会自愿采用的标准;这里的社会团体是指在民政机构注册的各类协会、学会、商会、联合会、联盟。团体标准的形成与管理是一个涵盖需求分析、申请立项、技术研究、草案编制、审查与修改、公示与征求意见、技术审查以及发布与实施等多个环节。以云南省计算机学会数字医疗团体标准编制管理流程为例。

(一)申请

确定标准制定的对象,并提出项目申请。这是团体标准制定的起点,需要明确制定标准的目的和意义。

数字医疗团体标准的制修订项目由标准需求者、研制者等提出立项申请,编制数字医疗团体项目建议书,并上报数字医疗专业委员会秘书处。其中项目建议书应包含以下内容。

1. 标准制定的目的、意义,与该项标准有关的国内外状况。

2. 标准主要技术要素及参数说明。

3. 申请人团队成员组成情况。

4. 申请单位资助情况。

5. 项目实施方案和计划进度。

6. 项目成果和预期经济效益和社会分析。

(二)立项

社会团体或企业的标准化管理机构对标准项目的必要性和可行性进行审查。

由学会秘书处授权所属数字医疗专业委员会牵头组织国内或省内相关行业专家组织的专家委员会对该项目进行论证。如项目未通过论证,则不予立项。项目通过论证后,由秘书处上报学会秘书长审议批准。批准后,发文正式立项。如需对项目补充论证,则应当在补充论证后重新申报审议。如项目未被批准,则不予立项。

(三)审查

审查通过后,形成标准制订计划,并在全体成员范围内通报,以便成员参与或发表意见。

(四)起草

标准编制机构进行调查分析、实验和验证等,确定标准的技术内容。在不断讨论和完善的基础上,形成拟用于征求意见的标准草案,并将起草过程和依据形成标准编制说明。

明确主要起草人和起草工作小组成员分工,做深入的市场调研,与医疗机构、IT企业及行业专家进行深入探讨,了解他们的需求和痛点,按照《GBT 1.1—2020 标准化工作导则》的规定开展起草工作,包括资料收集、国内外状况分析、必要的试验、验证等。

(五)征求意见

将草案向相关方公开征求意见,以收集更广泛的建议和反馈,确保标准的全面性和适用性。

团体标准起草完毕后,应当向使用本标准的生产者、研究者、医疗机构信息管理部门和从业人员征求意见。征求意见的形式为信函征求意见、网上公开征求意见或会议征求意见;征求意见材料应当包括团体标准草案和编制说明及有关附件,征求意见的期限一般为 30 日。标准起草小组应当对征求的意见进行汇总、归纳整理,分析研究和处理后,对标准征求意见稿进行修改,并确定能否提交审查,必要时可以重新征求意见。

(六)技术审查

对收到的意见进行整理和分析,对标准草案进行修改完善,然后进行技术审查,确保标准的科学性和合理性。编号和发布:审查通过后,对标准进行编号并正式发布,供团体成员或社会组织自愿采用。

数字团体标准的审查由学会秘书处组织进行,也可由学会内的标准委员会或下属的相关专业委员会组织有关专家和有关部门的代表召开技术审查会(可采用函审形式)。参加审查会的专家和代表不少于 5 人,人数为单数。如需表决,不少于出席会议代表人数的 3/4 同意方为通过,起草人及其所在单位的专家不能参加表决,相关会议记录需存档备查。

主要起草单位或标准项目负责人应依据评审结论及修改意见,修改完成团体标准报批稿、报批稿编制说明、意见汇总表及审查意见等其他材料并提交至学会秘书处备案。

(七)发布

对通过审查标准在全国团体标准信息平台正式对外公告。

由云南省计算机学会组织有关医疗信息化、标准化研究等行业领域专家对数字医疗团体标准报批材料进行形式审查和审批。不符合标准编写及标准审查的有关规定的,退回起草工作小组进行修改;审查合格的,发放标准编号,发布公告。制修订团体标准过程中的有关材料,由学会秘书处按档案管理规定的要求存档。

团体标准编号由标准代号、发布顺序号和发布年号构成。标准代号由团体标准代号(T)和云南省计算机学会代号(YNCF)构成,为"T/YNCF",以中文编写出版。

示例:

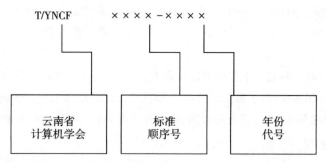

等同采用国际标准的团体标准编号采用双编号,如"T/YNCF XXXX—XXXX,T/ISO XXXXX:XXXX"。

(八)复审

标准发布后,应定期进行复审,以确保其内容的时效性和适应性,必要时进行更新或修订。

随着技术不断发展和行业变革,需要关注新动态和趋势,及时更新和完善标准。通过标准的监测和评估机制,定期跟踪调查和反馈收集,根据意见和建议以及监测结果分析,不断修订和优化标准,确保其保持领先地位并满足行业发展需求。根据医疗信息化发展实际、标准实施情况,适时开展数字医疗团体标准复审工作,复审周期为 2 ~ 3 年。复审结论经云南省计算机学会秘书处或相关二级专委会审核同意后发布复审公告。复审结论应给出团体标准继续有效、修订或废止的意见,并按以下情况处理。

1.确认继续有效的团体标准不改团体标准顺序号和年代号。标准发布时,在标准封面的团体标准编号下写明"XXXX 年确认有效"字样。

2.确认修订的团体标准按照团体标准制修订程序进行修订。修订后的团体标准顺序号不变,年代号改为新发布年代号。

3.确认废止的团体标准予以废止。

三、数字医疗团体标准遵循原则

数字医疗团体标准的制定程序应遵循开放、公平透明、协商一致、促进交流的原则。这是为了确保标准制定的公正性和合理性,以及确保各方利益得到平衡和妥善处理。

(一)开放

数字医疗团体标准制定程序的一个重要原则。这意味着标准的制定过程应当对所有相关方开放,包括政府部门、医疗机构、企业、科研机构以及公众等。开放性有助于吸引更多利益相关方参与到标准制定过程中,从而确保标准的全面性和代表性。

(二)公平透明原则

在数字医疗团体标准制定过程中,所有参与者都享有平等的发言权和参与权。各方的意见和建议都应得到充分尊重和考虑,避免某些利益方对标准产生不当影响,有助于提高公众对标准制定过程的信任度,从而提高标准的实施效果。

(三)协商一致原则

强调在数字医疗团体标准制定过程中,各方通过协商达成一致意见。这一原则体现了民主决策的精神,有助于确保标准符合各方利益,同时也有利于提高标准的可操作性和实施力度。

(四)促进交流原则

旨在通过制定数字医疗团体标准,推动我国数字医疗领域的发展,加强国内外技术交流与合作。标准制定过程中要充分考虑国内外发展趋势和市场需求,确保数字医疗标准具备竞争力,能为数字医疗产业的发展提供有力支持。确保数字医疗团体标准的质量和实施效果,为推动我国数字医疗领域的发展提供有力支持。

四、数字医疗标准编制常见问题

数字医疗团体标准的编制是一个复杂的过程,需要平衡各方利益、适应技术发展、保护数据安全、促进互操作性、提高用户接受度、确保监管合规性以及合理分配资源。采取上述解决方案,可以有效地应对这些挑战,制定出高质量、实用且具有前瞻性的数字医疗团体标准。在数字医疗团体标准的编制过程中,可能会遇到一系列关键问题,这些问题需要通过有效的解决方案来克服,以确保标准的质量和适用性。以下是一些常见的关键问题及相应的解决方案。

(一)利益冲突

关键问题:不同的利益相关者(如医疗设备制造商、医疗服务提供者、保险公司等)可能有不同的立场和目标,这可能导致利益冲突。

解决方案:建立透明的沟通渠道,确保所有利益相关者的声音都能被听到。制定明确的规则来处理利益冲突,并确保标准制定过程的公正性。

(二)技术快速变化

关键问题:数字医疗领域的技术发展迅速,标准可能很快过时。

解决方案:制定灵活的标准,能够适应技术进步。定期审查和更新标准,以确保它们与当前的技术发展保持一致。

(三)数据安全和隐私

关键问题:数字医疗涉及大量敏感数据,如何保护患者的隐私和数据安全是一大挑战。

解决方案:制定严格的数据保护标准,确保所有的数字医疗服务都符合最新的数据安全法规。加强加密技术和访问控制,以保护患者信息不被未经授权的访问。

(四)操作性

关键问题:不同医疗系统之间的互操作性问题可能导致数据孤岛,影响医疗服务的连续性和效率。

解决方案:制定互操作性标准,确保不同系统和设备之间可以无缝交换数据。推广开放的数据格式和通信协议,促进系统集成。

(五)用户接受度

关键问题:医护人员和患者可能对新技术的接受度不高,这会影响数字医疗服务的推广和应用。

解决方案:提供充分的培训和支持,帮助医护人员和患者理解和使用新的数字服务。在标准中纳入用户体验的考虑,确保标准易于理解和实施。

(六)监管合规性

关键问题:数字医疗服务需要符合复杂的监管要求,这可能限制了创新和服务的发展。

解决方案:与监管机构合作,确保标准的制定与监管要求相一致。在标准制定过程中考虑监管的指导原则,以促进合规性。

(七)资源限制

关键问题:标准的制定和实施可能需要大量的资源,包括时间、资金和专业知识。

解决方案:寻找正确的合作伙伴来参与标准制定工作。利用现有的资源和知识,例如通过科研项目申请、产学研合作项目或共享平台来降低资源限制的制约。

五、标准间的联系与差异

我国现行的标准体系中存在国家标准、行业标准、地方标准、团体标准和企业标准各有侧重,它们共同构成了一个层次分明、功能互补的标准体系。尽管它们之间存在联系和差异,但都致力于规范市场秩序、保障产品和服务质量,促进经济社会发展。

(一)共同点

1. 制定目的。所有类型的标准都是为了规范市场秩序、保障产品和服务质量,促进经济社会发展。

2. 法律效力。国家标准中的强制性标准必须执行,而其他类型的标准(包括团体标准)通常具有推荐性质,除非被法律法规引用或合同约定。

(二)不同点

1. 制定主体。国家标准由国家标准化管理机构制定,行业标准由相关行业组织制定,地方标准由地方政府或其授权的标准化组织制定,团体标准由行业协会、企业联合体、科研机构等团体自愿制定,企业标准是企业内部制定的。

2. 适用范围。国家标准适用于全国范围内,行业标准适用于特定行业内部,地方标准适用于特定地区,团体标准适用于特定团体成员之间,企业标准仅限于企业内部。

(三)执行顺序

当同时存在国家标准、行业标准、地方标准和团体标准时,应优先遵守国家标准。如果没有国家标准,则考虑行业标准。团体标准通常在没有国家标准和行业标准的情况下,快速响应市场和技术发展的需求,填补国家标准和行业标准的空白,具有较高的创新性;企业标准则是企业内部制定的,用于规范企业内部的生产和管理活动。

总的来说,国家标准、行业标准、地方标准、团体标准和企业标准各有侧重,它们共同构成了多层次的标准体系,但各自在制定主体、适用范围和法律效力上有所不同,它们共同构成了一个层次分明、功能互补的标准体系,旨在规范市场秩序、保障产品和服务质量,促进经济社会发展。

(金雪松　玉溪市第二人民医院)

参考文献

[1]维克托·迈尔-舍恩伯格,肯尼思·库克耶. 大数据时代:生活、工作与思维的大变革[M].盛杨燕,周涛,译.杭州:浙江人民出版社,2012.

[2]姜会珍,马琁,朱卫国.医疗大数据的"欺骗性"及其对策[J].北京:协和医学杂志,2020,11(5):542-546.

[3]朱卫国,王玉,曾学军,等.POEMS综合征32例临床分析[J].北京:中华内科杂志,2006,45(2):108-111.

[4]加里·史密斯.简单统计学[M].刘清山,译.南昌:江西人民出版社,2018.